W0228705

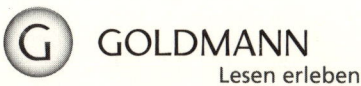

GOLDMANN
Lesen erleben

Buch

Michael Mosley und Peta Bee erläutern konsequent die wissenschaftlichen Hintergründe eines vollkommen neuartigen Trainingsansatzes, dem High-Intensity Training (HIT), und ermöglichen es Ihnen, die flexibelste und effizienteste Trainingsmethode der Welt für sich zu nutzen. *Fast Fitness* ist der praktischste und zugleich angenehmste Weg, um in kürzester Zeit maximale Ergebnisse zu erzielen – ob man nun kräftig in die Pedale tritt, bis das Teewasser kocht, oder während der Werbepause in den Unterarmstütz geht. Neueste Forschungen zeigen, welch außerordentliche Wirkung diese ultrakurzen HIT-Einheiten haben können, passend für jedes Alter und jede Kondition.

Autoren

Dr. Michael Mosley ist Journalist, Produzent und TV-Moderator. Für die *BBC* und den amerikanischen *Discovery Channel* kreierte er zahlreiche preisgekrönte Wissenschafts- und Geschichtsdokumentationen. Er wurde von der British Medical Association zum »Medizinjournalisten des Jahres« ernannt. Mit seiner BBC-Dokumentation »Eat, Fast and Live Longer« und seinem Bestseller *The Fast Diet* schuf er die Grundlage für den Megatrend der 5:2-Diäten.

Peta Bee ist mehrfach ausgezeichnete Journalistin, sie schreibt regelmäßig für die *Times, Daily Mail* und *Sunday Times*. Sie ist studierte Sport- und Ernährungswissenschaftlerin, zertifizierte Lauftrainerin und Autorin zahlreicher Bücher zu den Themen Gesundheit und Fitness.

Außerdem von Michael Mosley im Programm
The Fast Diet – Das Original (mit Mimi Spencer)
(auch als E-Book erhältlich)

Dr. Michael Mosley
Peta Bee

Fast Fitness – Das Original

Effektiver trainieren
mit High Intensity Training

Aus dem Englischen
von Stefanie Hutter

GOLDMANN

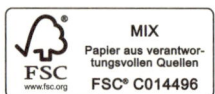

MIX
Papier aus verantwor-
tungsvollen Quellen
FSC® C014496
www.fsc.org

Verlagsgruppe Random House FSC® N001967

Dieses Buch ist auch als E-Book erhältlich.

1. Auflage
Deutsche Erstausgabe Juni 2016 ©
2016 der deutschsprachigen Ausgabe Wilhelm Goldmann Verlag, in der Verlagsgruppe Random House GmbH, Neumarkter Str. 28, 81673 München
© 2013 der Originalausgabe Parenting Matters Limited und Peta Bee
© 2013 der Fotografien Maud Craigie
© 2013 der Illustrationen Nathalie Lees
Originaltitel: *FastExercise. The Simple Secret of High-Intensity Training*
Originalverlag: Atria Books. A Division of Simon & Schuster, Inc., New York
Umschlaggestaltung: Uno Werbeagentur, München
Redaktion: Vera Serafin
Satz: Uhl + Massopust, Aalen
Druck und Bindung: GGP Media GmbH, Pößneck
JT · Herstellung: IH
Printed in Germany
ISBN 978-3-442-17601-4
www.goldmann-verlag.de

Besuchen Sie den Goldmann Verlag im Netz

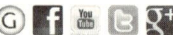

Für Clare, Alex, Jack, Daniel und Kate
– für die ich fit und stark bleiben möchte.

Inhalt

Vorwort

In den letzten Jahren konnte ich an Dr. Michael Mosley einen bemerkenswerten Wandel beobachten. Die für einen Mann mittleren Alters typischen Rundungen sind supereffizienten Muskeln gewichen, die rasch mit all dem Fett und Zucker fertig werden, die ansonsten nach jeder Mahlzeit in den Blutgefäßen »herumlungern«. Ich halte mir zugute, dass zumindest ein Teil dieses Wandels auf unsere gemeinsame Arbeit an einer Dokumentation im Jahr 2011 zurückzuführen ist – für die wir Michael in unserem Labor auf Herz und Nieren testeten und mit High Intensity Training (kurz »HIT«) bekannt machten.

Michael suchte nach Möglichkeiten, etwas gegen seine familiäre Anlage zu Typ-II-Diabetes zu tun – und er wusste, dass Bewegung Teil des Pakets sein würde, idealerweise in kurzer, effizienter Form. Der Grund für unser Kennenlernen war die Tatsache, dass mein Team in Edinburgh kurz zuvor eine Studie abgeschlossen hatte, aus der hervorging, dass nur wenige Minuten Rad fahren hoher Intensität pro Woche eine dramatische Besserung bei den Risikofaktoren für Diabetes bewirken konnten.

Das klingt zunächst ziemlich absurd. Wir nehmen an, dass wir die Vorteile von Bewegung wie aerobe Fitness und einen aktiven Stoffwechsel nur dann erzielen, wenn wir viele Stunden ins Training investieren. Aber stimmt das wirklich?

Ich lief schon im Alter von zwölf Jahren meinen ersten Halbmarathon in Renfrew, Schottland. In den nachfolgenden zehn Jahren muss ich mehr als 32 000 Kilometer gelaufen sein, außerdem verbrachte ich noch viele, unendlich viele Stunden im Fitnessstudio. Ich tat das, weil die Wissenschaft uns sagte, das wäre nötig, um die aerobe Leistungsfähigkeit zu verbessern.

Noch bevor ich mein Studium (ausgerechnet der Zahnmedizin) an der Universität Glasgow begann, verschlang ich jede Menge sportmedizinische Bücher. Erst im Zusatzfach Sportphysiologie begann ich zu begreifen, dass ein Großteil der klassischen Sportwissenschaft – die damals nur Untersuchungen an Leistungssportlern oder einer kleinen Zahl von topgesunden Skandinaviern durchführte – keine verlässlichen Aussagen darüber machen konnte, wie Bewegung in der Allgemeinbevölkerung auf Gesundheit und Physiologie wirkte.

Meine erste Bekanntschaft mit HIT machte ich jedoch nicht im Hörsaal, sondern auf der Laufstrecke. Zu Beginn der Saison ließ mich mein Trainer, John Toner, Einheiten von drei mal 200 Metern mit drei Minuten Erholung absolvieren und nicht viel mehr. Das war kein normales Training für einen Langstreckenläufer, aber es war zumindest schnell. Ich wurde neugierig.

Während meines letzten Jahres in Glasgow wollte ich eine Interventionsstudie zum Thema Training durchführen. Wir arbeiteten mit dem Jugendteam des örtlichen Sportvereins, für welches wir einen zehnwöchigen Plan für Intervalltraining mit hoher Intensität erstellten und dabei Verbesserungen in Leistung und Effizienz erzielten, die weit über das hinausgingen, was man durch herkömmliches Ausdauertraining erreichen kann. Kurz nach meinem Studienabschluss präsentierte ich unsere Erkenntnisse bei meiner ersten wissenschaftlichen Konferenz, veranstaltet von der McMaster University, wo passenderweise das moderne »zyklische« HIT entdeckt wurde.

Seitdem habe ich 20 Jahre mit der Erforschung der menschlichen Physiologie, des Trainings und des Genoms verbracht und versuche, die Zusammenhänge zwischen Bewegung und Gesundheit zu erklären. In den vergangenen zehn Jahren erprobten wir in unseren Universitätslabors im Vereinigten Königreich, in Skandinavien und mit Kollegen in Kanada verschiedene Formen des HIT an Hunderten von Freiwilligen. Medizinische Tests zeigen, dass nur wenige Minuten HIT dreimal pro Woche vergleichbare Verbesserungen bewirken können wie sonst nur viele Stunden konventionellen Trainings.

Entscheidend ist, dass die Erkenntnisse aus unabhängigen Studien in mehreren Ländern stammen – von Prof. Martin Gibala an der McMaster University in Kanada, Prof. Niels Vollaard an der Universität Bath und Prof. Ulrik Wisloff in Norwegen.

Unser Forschungsanliegen liegt unter anderem in unserem Interesse für Zeit begründet. Oder eher für den Mangel daran. Wir alle wissen, dass es gute Gründe gibt zu trainieren. Bewegung verbessert die Fitness und bewirkt langfristige gesundheitliche Vorteile durch die Reduktion von Risikofaktoren für Krebs, Diabetes und Herz-Kreislauf-Erkrankungen.

Aber wir wissen auch, dass die gängigen Trainingsempfehlungen viel Zeit und Mühe erfordern. Zeitmangel ist der häufigste Grund, warum Menschen kein regelmäßiges körperliches Training absolvieren.

Ich glaube, dass wir mittlerweile über genügend Daten verfügen, um kurze Einheiten von hoher Intensität als sichere und wirksame Alternative zum herkömmlichen Workout zu empfehlen und damit den Zeitmangel als Argument gegen ein Training zu entkräften. Dies wird hoffentlich Trainingsprogramme leichter einhaltbar machen und Menschen zu einem gesünderen Lebensstil verleiten. Das Tolle an HIT ist, dass man es ganz einfach am Arbeitsplatz oder zu Hause ausführen kann, ohne Vorplanung.

Ich glaube auch, dass unsere Fortschritte in der Sportwissenschaft noch ganz am Anfang stehen, dass unser wachsendes Wissen über das Genom und unseren Stoffwechsel uns bald helfen wird, eine individuelle Beratung zu liefern.

Einst gingen wir davon aus, dass jeder Mensch etwa gleich stark von Bewegung profitieren kann, und dass es an mangelndem Einsatz liegt, wenn jemand nicht profitiert. Heute wissen wir, dass jeder Mensch anders auf Bewegung reagiert, und können mithilfe von Gentests individuelle Ziele erarbeiten.

Bis Anfang 2013 hatten sich in den USA, in der Hoffnung, mehr über ihre Gesundheit zu erfahren und die für sie genetisch wichtigsten Risikofaktoren zu vermeiden, fast eine Million Menschen für einen vollständigen Genomscan angemeldet. Maßgeschneiderte Beratung ist die bessere Beratung, und eine solche sollte chronische Erkrankungen reduzieren und schließlich auch den Druck auf unsere öffentlichen Gesundheitseinrichtungen verringern. Durch die Kombination einfacher Lösungen wie HIT mit High-Tech-Lösungen wie einem DNA-Profil hoffen wir, das optimale Trainingsprogramm auszuarbeiten, um die für den *Einzelnen* wichtigsten Risikofaktoren zu bekämpfen, nicht jene eines abstrakten Bevölkerungsdurchschnitts.

Die Wissenschaft bietet hilfreiche Erkenntnisse. Aber ohne deren Umwandlung in eine nützliche und praktische Anleitung, die jeder anwenden kann, wird unsere Wissenschaft nichts bewirken können.

Ich empfehle *Fast Fitness*, weil es einen aktuellen Bericht über die neuesten Studien liefert, und zwar einen, der einige ziemlich komplexe Forschungsergebnisse enträtselt und sichtbar macht, wie leicht sich ein Trainingsprogramm auch in einen eng getakteten Tagesablauf integrieren lässt.

Michaels und Petas Ratschläge in Verbindung mit den Ergebnissen unserer Forschung sollen Ihnen helfen, Ihr Risiko für verschiedene chronische Krankheiten zu reduzieren – und vielleicht stellen Sie sogar fest, dass Sie Ihr Workout zum ersten Mal tatsächlich genießen!

Professor Jamie Timmons
Dezember 2013

Einleitung

Als Journalist mit medizinischer Ausbildung stoße ich häufig auf Behauptungen, die zu gut scheinen, um wahr zu sein – und es oft auch sind. Manchmal beginne ich nach ersten Recherchen meine ursprüngliche Position zu überdenken und komme zu dem Schluss, dass etwas, was auf den ersten Blick undenkbar schien, eventuell doch nicht ganz von der Hand zu weisen ist. Wie der Ökonom John Maynard Keynes einst sagte: »Wenn sich die Fakten ändern, ändere ich meine Meinung.«

So erging es mir, als ich Anfang 2012 erstmals von »intermittierendem Fasten« hörte. Zunächst war ich skeptisch. Ich nahm an, es würde sich um eine Art Entgiftung oder einen anderen heute weitgehend entkräfteten Erklärungsversuch dafür handeln, wie der Körper funktioniert. Dennoch hatte es mein Interesse geweckt, umso mehr, als ich kurz zuvor festgestellt hatte, dass ich unter Prädiabetes litt und zu viel viszerales Fett (Fett im Bauchraum) besaß. Mein Vater war an einer Diabetes-Folgeerkrankung gestorben, und ich sah mich auf dem gleichen Weg.

Also nahm ich die Behauptung, dass man durch eine Veränderung des Essrhythmus′ Gewicht verlieren und gesundheitliche Vorteile erzielen kann, vor allem Verbesserungen des Insulinhaushalts, näher unter die Lupe. Ich stieß bald auf Studien aus den USA und dem Vereinigten Königreich, die auf einen raschen Fettabbau und andere Vorteile durch Kalorienreduktion an einigen Tagen der Woche verwiesen.

Ich interessierte mich näher dafür und stellte fest, dass der Erfolg von intermittierendem Fasten durch umfangreiche Forschungen an Tieren und Menschen belegt war. Ich sprach mit vielen namhaften Experten, testete die Methode selbst und entwickelte eine Dokumentation für die BBC. Dann, im Januar 2013, schrieb ich gemeinsam mit Mimi Spencer ein Buch, *The Fast Diet,* in dem wir all diese Studien zu einer sogenannten 5:2-Diät zusammenfassten (normal essen an fünf Tagen pro Woche, Kalorien reduzieren an zwei Tagen). Allein mit dieser Methode verlor ich mehr als neun Kilo Fett, mein Blutzucker normalisierte sich. Wenngleich das nur meine Erfahrungen waren (und persönliche Anekdoten nun mal unwissenschaftlich sind), standen sie doch im Einklang mit einer Reihe klinischer Studien zu verschiedenen Formen des intermittierenden Fastens.

Noch wissen wir nicht, welcher Rhythmus für das intermittierende Fasten ideal ist, welches echte Langzeitvorteile sind und wo es mögliche Fallstricke gibt, aber seit dem Erscheinen des Buches hielten sich Tausende von Menschen an die 5:2-Diät, verloren Gewicht und berichteten mir, wie einfach es sei. Es freut mich auch, dass mittlerweile neue Studien eingeleitet wurden.

Beim Schreiben der *Fast Diet* befasste ich mich auch mit dem Thema Bewegung. Ernährung und Bewegung ergänzen einander, sie gehören zusammen wie Fred Astaire und Ginger Rogers, wie Batman und Robin. Und wie wir sehen werden, bestehen interessante Parallelen darin, wie die Wissenschaft unsere Einstellung zu beiden Bereichen revolutioniert.

Vor meiner Sendung über das Fasten war ich bereits auf einen sich rapide entwickelnden neuen Bereich der Sportwissenschaft gestoßen, der als High Intensity Training (HIT) bezeichnet wird.

Einer der Pioniere dieses radikal anderen Zugangs zu Training ist Jamie Timmons, Professor für Systembiologie an der Universität Loughborough. Loughborough ist Sitz des Centre for Olympic Studies and Research, sein sportwissenschaftliches Department gehört zu den führenden Einrichtungen Großbritanniens.

Als wir uns trafen, stellte Jamie eine für mich unerhörte, beinahe unglaubliche Behauptung auf: Er sagte, ich könnte viele wesentliche Vorteile sportlicher Betätigung schon mit drei Minuten intensiven Trainings pro Woche erzielen. Er sagte, wenn ich bereit wäre, es zu versuchen, wäre er zuversichtlich, dass ich in nur vier Wochen maßgebliche Veränderungen in meiner Biochemie erzielen würde. Mir erschien das zwar höchst unwahrscheinlich, aber auch ungemein faszinierend. Also unterzog ich mich all den erforderlichen Tests und legte los. Die Ergebnisse kamen einer Offenbarung gleich.

Seit meinem ersten Gespräch mit Jamie im Jahr 2011 ist die Forschung zum Thema HIT explosionsartig angewachsen, es werden ständig neue Erkenntnisse bekannt. Selbst in den 18 Monaten, die ich an diesem Buch arbeitete, wurden zahlreiche neue Studien veröffentlicht, die immer mehr Nachweise dafür lieferten, dass man wirklich viele der Vorteile traditioneller Trainingsansätze auch mit kurzen, intensiven Trainingseinheiten erzielen kann, vielleicht sogar mehr. Zu den Vorteilen gehören:

* Verbesserte aerobe Fitness und Ausdauer
* Weniger Körperfett
* Mehr Kraft in Ober- und Unterkörper
* Bessere Insulinwirkung

Diese Forschungsergebnisse bilden die Grundlage dessen, was ich als *Fast Fitness* bezeichne, eine praktische und angenehme Methode, in kürzester Zeit maximale Wirkung zu erzielen.

Meine Mitautorin Peta Bee, eine führende Sport-Journalistin und Trainerin, machte Karriere, indem sie die Behauptungen der Sport- und Fitnessbranche zu hinterfragen begann. Im Gegensatz zu mir liebt sie Bewegung. Sie brachte ihre wertvollen Erfahrungen ein und half damit, die Theorie in die Praxis umzusetzen.

Der Dynamo und das Faultier

Michaels Motivation

Peta und ich gehen sehr unterschiedlich an das Thema Training heran. Sie ist seit frühester Jugend äußerst sportlich. Sie läuft liebend gerne Marathons und genießt ein gutes, hartes Workout. Die vergangenen 20 Jahre hat sie damit zugebracht, andere durch Denken, Schreiben und Training dazu zu bringen, ihre Leidenschaft zu teilen.

Ich dagegen bin ein Sportmuffel. Ich erlebe kein Hochgefühl, wenn ich trainiere oder mich fordere; ich schließe mich eher dem Astronauten Neil Armstrong an, der einmal sagte: »Ich glaube, dass jeder Mensch eine begrenzte Menge von Herzschlägen zur Verfügung hat. Ich habe nicht die Absicht, auch nur einen davon mit Sport zu vergeuden.« Oder dem Schauspieler Peter O'Toole, der meinte: »Ich betreibe nur Bewegung, wenn ich hinter den Särgen von Freunden hergehe, die Sport getrieben haben.«

Nun, das ist vielleicht ein wenig übertrieben. Mit nunmehr 56 Jahren sehe ich ein, dass Bewegung notwendig und wertvoll ist. Ich vertrete außerdem die Vorstellung, dass wir geboren werden, um uns zu bewegen. Während meines Medizinstudiums war ich in einigen Sportmannschaften, ging laufen und schwamm. Als ich jedoch zu arbeiten begann, fand ich keine Zeit mehr dafür.

Verstehen Sie mich nicht falsch; ich bin nicht wirklich ein Faultier. Ich gehe gerne Ski fahren, spazieren, im Meer schwimmen, ich mag es, aktiv zu sein. Doch ich betrachte nichts davon als »Training«, als etwas, das man tun *sollte*.

Training assoziiere ich mit Fitnessstudio. Es bedeutet für mich, lange zu laufen, auch wenn es nass und kalt ist, oder auf dem Laufband dahinzutraben; Training klingt nach stundenlangem Schwitzen auf einem Heimtrainer oder Heben von schweren Gewichten, gefolgt von dem ungläubigen Staunen, wenn Sie auf die Waage steigen und feststellen, dass sich kaum etwas verändert hat. Training bedeutet für mich durchhalten, weil ich es muss, nicht weil ich es möchte.

Wenn ich schon trainiere, soll es kurz, intensiv, einfach und bald vorbei sein. Neben dem wissenschaftlichen Interesse war es genau das, was mir an HIT so attraktiv erschien. Peta kam, wie erwartet, aus ganz anderen Gründen zu HIT.

Petas Motivation

Im Gegensatz zu Michael liebe ich Bewegung und das Gefühl, das sie mir vermittelt. Ich genieße es, meine Ausdauer und Kraft auf die Probe zu stellen und anschließend körperlich völlig erschöpft zu sein.

Meine Liebe zur Bewegung zeigte sich, als ich mich in der Grundschule für Leichtathletik entschied. Schließlich lief ich später in meiner Jugend und in meinen frühen Zwanzigern viele Halbmarathons. Meine Leidenschaft bestand darin herauszufinden, wie der Körper auf intensive Anstrengungen reagiert, wie er seine Leistung immer wieder noch weiter steigern kann, was mich letztlich direkt zu einem Studium der Sportwissenschaft an der Universität führte. Dabei erwarb ich mein Wissen über die Grundprinzipien der Physiologie und der Biomechanik und entwickelte eine fixe Vorstellung von Fitness und dem Weg dorthin. Fitness stellte den Fokus meiner Karriere dar. Ich schreibe seit 20 Jahren über Sport und Fitness und deren Auswirkungen auf Gesundheit und Lebenserwartung.

Was HIT angeht, so habe ich in all den Jahren des Trainierens sowie dessen wissenschaftlicher Erforschung während des Studiums nichts gefunden, das nur annähernd so lohnend wäre – körperlich und seelisch. Ich vermute, ich bin in gewisser Weise die Verkörperung der lebenslangen *Fast Fitness* – ohne dass es mir bewusst gewesen wäre. Erste Erfahrungen mit dem Konzept der kurzen intensiven Anstrengung, gefolgt von kurzer Erholung, machte ich, als ich mit dem Training begann. Mehrmals pro Woche joggte ich mit kurzen Sprinteinheiten – und dabei bin ich geblieben. Ich variiere die Intensität der Belastung, sprinte z. B. einen Hügel hinauf, eine Seite eines Fußballfeldes entlang, zwischen Laternenmasten oder einer Reihe Bäume entlang.

Mit 45 Jahren bin ich nun eine ziemlich beschäftigte berufstätige Mutter und habe, ehrlich gesagt, weder Zeit noch Lust, mehr als eine Stunde pro Tag mit Training zu verbringen. Ja, ich möchte der Gewichtszunahme im mittleren Alter entgegenwirken, mich gut fühlen und, natürlich, möglichst gut aussehen. Und ich möchte einen leistungsfähigen Körper haben. Und zwar schnell. Darin liegt für mich der größte Reiz des HIT. Wenn Sie herausfinden möchten, wie Sie schnell und mit minimalem Zeitaufwand fit werden können, lesen Sie weiter.

Aufgabe der Wissenschaft ist es, Dinge zu hinterfragen. Durch Experimente kann eine althergebrachte Denkweise infrage gestellt und manchmal sogar widerlegt werden. Wie verhält es sich also mit weitverbreiteten Ansichten wie den folgenden?

* Um eine maximale Wirkung zu erzielen, sollten Sie viel mit mäßiger Intensität trainieren.
* Wenn Sie trainieren, werden Sie Gewicht verlieren.
* Vor dem Training sollten Sie sich immer gründlich aufwärmen.
* Stretching vor dem Training verbessert Ihre Leistung und reduziert das Verletzungsrisiko.
* Wir alle profitieren von Bewegung.

In diesem Buch werden wir diese und andere Behauptungen genau unter die Lupe nehmen. Im ersten Teil nimmt sich Michael die Geschichte und die Wissenschaft des HIT vor, aber auch seine eigenen Versuche, die Theorie in die Praxis umzusetzen. Für den zweiten Teil stellte Peta eine Reihe von evidenzbasierten *Fast Fitness*-Workouts zusammen mit praktischen Ratschlägen und Tipps, wie Sie HIT in Ihren Alltag integrieren können. Wir beziehen uns dabei häufig auf wissenschaftliche Literatur. Den zahlreichen Wissenschaftlern und Studienteilnehmern, die sich für die Suche nach Wahrheit engagiert haben, schulden wir enorm viel Dank.

Bedürfnisse sind individuell verschieden, doch wir hoffen, dass dieses Buch Ihnen die Informationen liefern wird, die Sie brauchen, um ein effektives und angenehmes Trainingsprogramm zusammenzustellen, das Ihren ganz individuellen Bedürfnissen entspricht.

Dies ist ein Buch für diejenigen, die, wie Michael, nicht so gerne trainieren, aber das Körperfett in Schach halten und gesund bleiben möchten, und zwar effektiv und zeitsparend. Es ist zugleich ein Buch für all diejenigen, die, wie Peta, Bewegung lieben und das Beste aus ihrer Begeisterung machen möchten. Und schließlich ist dies ein Buch für diejenigen, die einfach nur neugierig sind und vorgefasste Meinungen gerne infrage stellen. Wir wünschen Ihnen viel Freude damit!

Die Wahrheit über Bewegung

Selbst an einem Tag, an dem es draußen kalt und grau ist und Sie so gar keine Lust haben, Ihre Turnschuhe anzuziehen, gibt es gute Gründe, sich aufzuraffen. Regelmäßige Bewegung ist eine hochwirksame Anti-Aging-Medizin mit einer breiten Palette an Vorteilen für Gesundheit und Psyche, von der Kräftigung Ihrer Knochen bis zur positiven Wirkung auf das Gehirn, von der Verringerung des Krebsrisikos bis zur Verbesserung Ihrer Stimmungslage. Vielleicht werden Sie sogar am Strand eine bessere Figur machen.

Dennoch ist Bewegung – ebenso wie Ernährung – ein Bereich, über den viele Irrtümer existieren. Der Unterschied zwischen dem, was Sportwissenschaftler über Training wissen, und dem, was tatsächlich im Fitnessstudio und im Park abläuft, ist gewaltig. In den vergangenen Jahren haben neue Studien vieles, was wir einst für erwiesen hielten, auf den Kopf gestellt.

Auf Grundlage der neuesten Forschung wird dieses Buch unter anderem darlegen,

* wie man in wenigen Minuten pro Tag fit werden kann,
* warum manche Menschen so viel mehr von Bewegung profitieren als andere,
* warum ein hohes Maß an Training mit geringer Intensität, etwa Joggen, selten zu Gewichtsverlust führt.

Die letzte Behauptung ist in vielerlei Hinsicht die überra-
schendste und entmutigendste. Immerhin gehen viele von uns
vor allem deswegen joggen oder ins Fitnessstudio, weil sie meinen, es würde die Gewichtsabnahme fördern. Kalorien verbrennen, Gewicht reduzieren.

Wenn es nur so einfach wäre! Studie um Studie hat gezeigt,
dass konventionelles Training niedriger Intensität, wie Joggen
oder Schwimmen, selten zur Gewichtsabnahme führt. Wenn Sie
Fett abbauen wollen, ist die Intensität entscheidend.

Welche messbaren Vorteile
hat Bewegung?

Bewegung und Lebenserwartung

Wir alle versprechen uns von regelmäßiger Bewegung ein längeres, gesünderes Leben. Aber wie aktiv muss man sein, und welche Art von Bewegung sollte man ausführen?

Eine Analyse von 22 voneinander unabhängigen Studien[1]
an beinahe einer Million Menschen aus Europa, Nordamerika,
Ostasien und Australasien hat vor Kurzem zu der Erkenntnis ge-
führt, dass ein Bewegungsmuffel, der sich zu etwa zweieinhalb
Stunden mäßiger Aktivität pro Woche (Wandern, Radfahren,
Joggen, Schwimmen) aufrafft, sein Mortalitätsrisiko um rund
19 Prozent verringern kann.

Das klingt ziemlich beeindruckend, Zahlen dieser Art nennen uns Experten immer wieder – sie sollen uns zu mehr Bewegung animieren. Leider funktioniert das jedoch nicht. Trotz unzähliger Gesundheitskampagnen kommen die meisten Europäer und Nordamerikaner nicht annähernd an die zweieinhalb Stunden mäßiger Aktivität pro Woche heran. Weniger als 20 Prozent von uns erreichen in etwa die empfohlenen Werte. Es gibt viele Hindernisse für mehr Bewegung (Zeitmangel ist die häufigste Ausrede), aber auch die Art und Weise, wie die Vorteile der Bewegung präsentiert werden, dürfte nicht besonders überzeugend wirken.

Der Begriff des »Mortalitätsrisikos« ist beispielsweise schwer zu fassen und wirkt nicht besonders motivierend. Aus diesem Grund bat ich einen befreundeten Statistiker um eine verständliche Erklärung des Begriffs aus seiner Sicht. Nach einigen Zahlenspielereien kam er zu dem Schluss, dass jemand, der bisher stinkfaul war und nun beginnt, sich etwa 20 Minuten täglich zu bewegen, seine Lebenserwartung dadurch um etwa 2,2 Jahre erhöhen kann. 2,2 Jahre mehr Lebenserwartung klingt nicht schlecht, aber wenn ich dafür nun zweieinhalb Stunden pro Woche trainieren muss, obwohl mir das nicht besonders viel Spaß macht, ist das wirklich eine gute Investition meiner Zeit? Und wenn ich mehr tue, steigt damit auch der Nutzen?

Zum Glück gibt es hier auch eine interessantere Betrachtungsweise. Professor David Spiegelhalter von der Universität Cambridge entwickelte eine Idee, die mit sogenannten »Mikroleben« arbeitet. Es ist ein mutiger Versuch, komplexe Studien in leicht verständliche Fakten zu verwandeln. Professor Spiegelhalter geht davon aus, dass ein Mensch im Alter von etwa 25 Jahren erwarten kann, rund 57 weitere Jahre zu leben. 57 Jahre lassen sich gut in eine halbe Million Stunden oder eine Million 30-Minuten-Einheiten Lebenszeit umwandeln. Diese 30-Minuten-Einheiten nennt er Mikroleben.

Ausgehend von dieser Idee untersuchte Professor Spiegelhalter zahlreiche Studien[2] und begann, die Anzahl der Mikroleben zu berechnen, die man durch verschiedene Aktivitäten dazugewinnt oder verliert. Das Rauchen von 20 Zigaretten am Tag verkürzt beispielsweise Ihre Lebenserwartung um etwa acht Jahre. Dies bedeutet, dass jede Packung Zigaretten, die Sie rauchen, von Ihrem Leben rund zehn Mikroleben oder fünf Stunden wegnimmt.

Dagegen fügt jede Portion Obst und Gemüse, die Sie essen, knapp ein Mikroleben hinzu, wenn Sie es also auf die empfohlenen fünf Portionen am Tag bringen, sollten das vier zusätzliche Lebensjahre sein, in erster Linie durch ein reduziertes Risiko an Herzkrankheiten zu erkranken.

Ich fand es erfreulich, dass laut *New England Journal of Medicine* auch Kaffee in Maßen gut für uns ist. Es zeigt sich sogar, dass der Genuss von zwei bis drei Tassen Kaffee pro Tag (ob koffeinfrei oder nicht, scheint keine große Rolle zu spielen), ein Mikroleben beisteuert – möglicherweise dank der darin enthaltenen Flavonoide und ihrer antioxidativen Wirkung. Dies bedeutet, dass die zwei Tassen Kaffee, die ich jeden Morgen trinke, mich nicht nur schlauer und fröhlicher machen, sondern mit Blick auf meine Lebenszeit gut investiert sind.

Wenn ich zehn Minuten Kaffee trinke und dabei jedes Mal 30 Minuten zu meinem Leben hinzufüge, sieht das nach einem echten Schnäppchen aus. (Leider nehmen die Vorteile ab, wenn Sie wesentlich mehr als drei Tassen pro Tag trinken.)

Was bringt nun Bewegung im Vergleich zu Kaffee und Gemüse? Ziemlich viel, zumindest anfangs. Wenn Sie ein Faultier sind und nun beginnen, 20 Minuten pro Tag zu trainieren, bringt Ihnen das zwei Mikroleben, also eine zusätzliche Stunde Lebenszeit. Aber die Vorteile von mehr Bewegung nehmen danach, zumindest im Hinblick auf die Lebenserwartung, dramatisch ab. Der Zusammenhang ist nicht linear. Wenn Sie eine Stunde pro Tag trainieren, erhalten Sie dadurch keine sechs Mikroleben. Diese zusätzlichen 40 Minuten bringen höchstens ein weiteres Mikroleben. Mit anderen Worten, nach den ersten 20 Minuten bringen die nächsten 20 Minuten moderater Bewegung nur 15 Minuten zusätzliche Lebenszeit. Und wenn Sie, so wie ich, diese 20 Minuten nicht genießen, sieht das eher nach einer schlechten Investition aus.

Natürlich gibt es Kosten und Nutzen, die nicht in der Mortalitätsstatistik widergespiegelt werden. Wenn ich 20 Zigaretten pro Tag rauche, werde ich beispielsweise nicht nur jünger sterben, ich werde wahrscheinlich die letzten Jahrzehnte meines Lebens husten, keuchen und mich elend fühlen. Ebenso werde ich, wenn ich mich regelmäßig bewege, im Alter wahrscheinlich aktiver und wacher sein und weniger Medikamente einnehmen. Die meisten von uns wissen, was sie vorziehen würden.

Wie Bewegung dem Gehirn zugutekommt

Wie wir alle wissen, ist unser Gehirn ein äußerst wichtiges Organ, daher fand ich es besonders ermutigend, dass eine Reihe von Studien zeigen, wie positiv sich Bewegung nicht nur auf den gesamten Körper, sondern insbesondere auch auf das Gehirn auswirkt.

In einer Studie an der Universität von Illinois[3] wurden 59 gesunde Freiwillige, die sich im Alltag wenig bewegten, im Alter von 60 bis 79 Jahren zufällig für ein halbes Jahr einem von zwei Programmen zugewiesen: aerobem Training oder Muskelaufbau und Stretching. Vor und nach dem Trainingsprogramm wurde bei den Testpersonen mittels CT die Hirngröße ermittelt. Die Ergebnisse waren äußerst interessant: Man stellte eine signifikante Zunahme des Gehirnvolumens bei jenen Personen fest, die dem Fitnesstraining zugeteilt waren, jedoch nicht bei jenen, die nur Muskelaufbau und Stretching machten. Ein Grund dafür mag darin bestehen, dass Bewegung zur Freisetzung verschiedenster Proteine im Gehirn führt, einschließlich des sogenannten BDNF (brain-derived neurotrophic factor). Dieses Protein trägt zum Schutz bestehender Hirnzellen bei und fördert außerdem die Entwicklung neuer Hirnzellen. Ihr Gehirn wird also größer, und es ist vermutlich auch besser gegen Demenz geschützt.

In einer weiteren interessanten Studie[4] beobachteten Forscher 20 000 Männer und Frauen, deren Fitness-Ausgangswert zwischen 1971 und 2009 ermittelt worden war. In diesem Zeitraum erkrankten 1659 von ihnen an Demenz. Erschreckend ist, dass diejenigen mit den schlechtesten Fitnesswerten fast doppelt so häufig an Demenz erkrankten wie diejenigen, die die besten Werte vorwiesen. Dies war keine Interventionsstudie, wir wissen daher nicht, ob der Beginn eines Fitnesstrainings tatsächlich einen Unterschied bewirkt. Es erscheint jedoch plausibel.

So viel zu den Vorteilen – Welche Risiken bestehen?

Vieles spricht dafür, dass Bewegung besser ist als keine Bewegung; und wenn Sie wie Peta Freude daran haben, sich zu bewegen, dann ist ein Workout sinnvoll verbrachte Zeit, ob es nun gesundheitliche Vorteile bringt oder nicht. Neuere Studien zeigen jedoch, dass *mehr* nicht unbedingt *besser* sein muss.

Wir wissen beispielsweise, dass übermäßiges Training langfristig zu Schäden an den Gelenken führen kann.

Mein Vater, der in jungen Jahren ein begeisterter Rugbyspieler war, litt in den letzten zehn Jahren seines Lebens unter schlimmen Schmerzen in den Knien als Folge der Verletzungen, die er sich in seinen Zwanzigern geholt hatte. Wir wissen, dass Arthritis der unteren Gelenke (vor allem der Knie) bei Fußballern und einigen Leistungssportlern weit häufiger auftritt als in der Allgemeinbevölkerung, und eine schwedische Studie an ehemaligen Sportlehrern förderte einige ziemlich beunruhigende Ergebnisse zutage.

Für eine Studie, die im *Journal of Occupational and Environmental Health* veröffentlicht wurde[5], machten Forscher mehr als

500 Männer und Frauen ausfindig, die zwischen 1957 und 1965 am Gymnastiska Centralinstitutet in Schweden zum Sportlehrer ausgebildet worden waren. Zum Zeitpunkt der Studie waren die Studienteilnehmer alle in ihren späten Fünfzigern. Die Forscher verglichen sie dann mit einer passenden Gruppe von Menschen aus der schwedischen Allgemeinbevölkerung. Dabei fanden sie heraus, dass die ehemaligen Sportlehrer wesentlich häufiger an Arthritis des Knies und der Hüfte erkrankt waren als die gleichaltrige Vergleichsgruppe. Obwohl sie schlanker und gesundheitsbewusster waren, litten sie dreimal häufiger an Arthritis der Knie als andere Menschen. Die Probleme waren so schwerwiegend, dass nur 20 Prozent von ihnen noch als Sportlehrer arbeiteten, in einigen Fällen war bereits ein Gelenksersatz nötig gewesen.

Gelenkprobleme sind in Sportarten mit hoher Stoßbelastung häufig, seltsamerweise aber nicht bei Läufern. Laufen scheint sogar schützend zu wirken. Läufer, die es übertreiben, scheinen damit ihrem Herzen mehr zu schaden als ihren Gelenken.

Ein Leitartikel in der Juni-Ausgabe 2013 des renommierten *Journal of Applied Physiology*[6] wies darauf hin, dass die Hälfte der leidenschaftlichen Ruderer und Marathonläufer frühzeitig erste Anzeichen einer Herzfibrose aufwies. Fibrose, eine Art Narbenbildung, kann zu Herzrhythmusstörungen und damit zu gravierenden gesundheitlichen Problemen führen. Bevor Sie sich nun allzu viele Gedanken machen, sollte ich betonen, dass die untersuchten Männer ein geradezu exzessives Training absolviert hatten, weit mehr als der durchschnittliche Langstreckenläufer, und dass diese Schäden reversibel sein könnten (zumindest sind sie es bei Ratten).

Dennoch befassen sich einige Kardiologen, die sich mit den Auswirkungen des Trainings befassen, mit den Auswirkungen von extremem Ausdauersport auf die Herzmuskulatur. Die Autoren des Artikels, beide einst begeisterte Langstreckenläufer, kommen nicht umhin zu erwähnen, dass der erste Marathonläufer, Pheidippides, ein Bote, der die gut 42 Kilometer von Marathon nach Athen gelaufen war, um die Nachricht von einem griechischen Sieg zu überbringen, bei seiner Ankunft tot zusammengebrochen war. Die Gefahr, dass das einem modernen Marathonläufer passiert, ist relativ gering, aber diese Kardiologen weisen darauf hin, dass »chronisch extremes Training zu Verschleißerscheinungen am Herzen führen dürfte«. Auch Untersuchungen aus Dänemark ließen die Alarmglocken schrillen, was zu langes und zu schnelles Joggen angeht[7].

Im Jahr 1975 begann ein Forscherteam in Kopenhagen damit, eine Gruppe von 20 000 Dänen im Alter zwischen 20 und 93 Jahren zu beobachten. Einige trainierten regelmäßig, die meisten jedoch nicht. Zu Beginn der Studie und in den Folgejahren zeichneten die Studienteilnehmer auf, wie viel sie joggten, wie weit und wie intensiv. Im Laufe der letzten 37 Jahre verstarben mehr als 10 000 dieser Studienteilnehmer. Durch den Vergleich der Todesfälle von Joggern und Nicht-Joggern konnten die Forscher zeigen, dass Joggen Ihre Lebenserwartung um etwa vier Jahre erhöhen kann, was zu den bereits erwähnten Studien passt. Über diese Erkenntnis wurde nach der Veröffentlichung vielfach berichtet. Weniger berücksichtigt wurde die Erkenntnis, dass sich die maximale Wirkung scheinbar dann einstellt, wenn man es nicht übertreibt. Ideal wären, zumindest nach dieser Studie, 30 bis 50 Minuten Joggen an drei Tagen pro Woche, und zwar so schnell, dass man »ein wenig, aber nicht sehr außer Atem« gerät. Sie können sich noch unterhalten, aber vermutlich nicht mehr singen. Erholungszeiten sind wichtig, daher ist dreimal Joggen pro Woche besser als 20 Minuten an jedem Tag.

Die entscheidende Erkenntnis hieraus ist, dass das Trainieren über einen bestimmten Punkt hinaus kontraproduktiv sein kann. Als die Forscher die Daten im Detail studierten, kamen sie zu dem Schluss, dass »diese Ergebnisse tendenziell eine U-Kurve für das Mortalitätsrisiko anzeigten«. Mit anderen Worten, ein wenig laufen ist besser, als auf dem Sofa sitzen, aber zu viel laufen ist nicht unbedingt besser als mäßiges Training. Wir wissen nicht, an welchem Punkt aus »viel« dann »zu viel« wird, aber wenn Sie mehr als eine Stunde am Tag trainieren, fördert dies vermutlich nicht die optimale Gesundheit.

Wie können Sie feststellen, ob Ihnen die Bewegung guttut?

Es ist ja wunderbar, wenn breit angelegte Studien die durchschnittlichen Verbesserungen hinsichtlich der Mortalität nachweisen, die man durch ein bestimmtes Ausmaß an Training erwarten kann, aber die meisten von uns bräuchten individuelle Anhaltspunkte.

Wie können Sie wissen, ob ein neuer Trainingsplan *Ihre* Gesundheit verbessert, *Ihr* Leben verlängert? Das offensichtliche Maß, die Waage, muss nicht besonders aufschlussreich sein –

nicht nur, weil sich der Wert auf der Waage vermutlich kaum verändern wird, sondern auch, weil Veränderungen des Gewichts nicht sonderlich viel über einen zukünftigen Nutzen des Trainings aussagen.

Auf welche Veränderungen kommt es also an? Mehr Kraft und Flexibilität sind wichtig – Sie finden am Ende des Buches eine Liste von Werten, die Sie vor Beginn eines Trainingsprogramms ermitteln sollten –, doch zwei der wichtigsten Messgrößen sind aerobe Fitness und Glukosetoleranz.

Aerobe Fitness

Aerobe Fitness bezieht sich auf Ihre Ausdauer, Ihr Durchhaltevermögen bei Aktivitäten wie Joggen oder Laufen. Sie ist ein Maß dafür, wie stark Ihr Herz und Ihre Lunge sind, und wie diese beiden Organe auf Belastungen reagieren.

Die Maßeinheit für die aerobe Fitness ist die maximale Sauerstoffaufnahme VO_2max. Das ist die maximale Sauerstoffmenge, die Ihr Körper bei intensiver Belastung aufnehmen kann. Man könnte auch sagen, die maximale Sauerstoffaufnahme drückt aus, wie gut Herz und Lunge Sauerstoff in Ihren Körper bringen, wie gut der »Motor« läuft.

VO_2max ist nicht nur ein Maß für Ihre Fitness, sondern sagt auch viel über Ihre zukünftige Gesundheit aus. Wir sorgen uns um Cholesterin, Alkohol, Übergewicht. Aber nichts von alledem ist auch nur annähernd so wichtig wie Ihre maximale Sauerstoffaufnahme. Menschen mit guter aerober Fitness erkranken weit weniger oft an Herzerkrankung, Krebs, Diabetes oder Demenz.

Wie wir in späteren Kapiteln sehen werden, steigt die maximale Sauerstoffaufnahme bei den meisten Menschen als Reaktion auf Training ziemlich stark an, besonders wenn es sich um intensives Training handelt. Die aerobe Fitness kann in einem Labor oder Fitnessstudio ermittelt werden, aber man kann das auch selbst tun, wie wir im Kapitel »So lässt sich die Wirkung des Trainings messen« ab Seite 184 beschreiben werden.

Glukosetoleranz

1922 betraten drei Wissenschaftler namens Banting, Best und Collip eine Abteilung voller Kinder, die im Koma lagen. Sie injizierten jedem Kind eine Substanz, die sie aus der Bauchspeicheldrüse eines Kalbsfötus gewonnen hatten. Ehe sie beim letzten Kind angelangt waren, waren die ersten Kinder bereits aus dem Koma erwacht. Deren Eltern, denen man gesagt hatte, die Situation wäre hoffnungslos, weinten vor Freude. Das war ein glorreicher Augenblick in der langen Geschichte der Medizin, ein wahres Wunder. Die Substanz, die sie den Kindern injiziert hatten, war Insulin.

Diese lagen im Koma, weil sie unter Typ-1-Diabetes litten. Sie waren am Sterben, weil ihr Körper nicht mehr ausreichend Insulin produzieren konnte. Dadurch waren ihre Blutzuckerwerte in schwindelerregende Höhen gestiegen.

Vor der Identifikation, Extraktion und Reinigung von Insulin gab es wenig, was man für Kinder mit Typ-1-Diabetes tun konnte. Sie wurden extrem hungrig und durstig, bevor sie ins Koma fielen und letztendlich starben. Das Einzige, was irgendetwas zu bewirken schien, war eine strenge Kalorienbeschränkung.

Der Übeltäter war Glukose. Glukose ist für uns unentbehrlich, es ist der wichtigste Brennstoff für die Energiegewinnung in unseren Zellen. Aber Glukose ist zudem auch toxisch. Anhaltend hohe Werte sind mit allerlei unangenehmen Folgen verbunden, von erhöhtem Risiko für Diabetes, Erblindung, Nierenversagen und Herzerkrankungen bis hin zu Amputation, Krebs, Demenz und Tod.

Glücklicherweise reagiert bei den meisten von uns die Bauchspeicheldrüse auf einen Anstieg der Glukose mit erhöhter Produktion von Insulin. Letzteres steuert den Zuckerhaushalt. Es hilft mit, Glukose aus dem Blut zu entnehmen und dann an Orten wie der Leber oder den Muskeln in stabiler Form, dem sogenannten Glykogen, zu speichern, bis sie benötigt wird.

Weniger bekannt ist, dass Insulin auch fettsteuernd wirkt. Es hemmt die Lipolyse, die Freisetzung des gespeicherten Körperfetts. Gleichzeitig zwingt es die Fettzellen, das Fett aus dem Blut aufzunehmen und zu speichern. Hohe Insulinspiegel führen zu vermehrter Fettspeicherung, niedrige zu Fettabbau.

Das Problem bei einer typisch westlichen Ernährungsweise voller Fett und zuckerhaltiger, kohlenhydratreicher Nahrungsmittel und Getränke besteht darin, dass die Bauchspeicheldrüse gezwungen ist, immer größere Mengen an Insulin auszuschütten. Bis zu einem gewissen Punkt kann dieses fantastische Organ mithalten, irgendwann jedoch kapituliert es. Ab sofort sind Sie Diabetiker.

Die Zahl der Diabetiker hat sich weltweit in den letzten zehn Jahren verzehnfacht, es sind nun mindestens 285 Millionen, die meisten von ihnen haben Diabetes vom Typ 2. Im Gegensatz zu Typ 1, der normalerweise in der Kindheit auftritt, ist Typ 2 weitgehend die Folge von Übergewicht und Bewegungsmangel. Bis 2030 rechnet man mit mindestens 500 Millionen diagnostizierten Fällen und mit mindestens ebenso vielen, die nicht diagnostiziert werden.

Warum der Blutzuckerspiegel nicht nur für Diabetiker wichtig ist

Ohne es zu wissen, weisen viele von uns anhaltend hohe Glukose- und Insulinspiegel im Blut auf, die zwar noch nicht im Diabetesbereich liegen, aber dennoch ein Indikator für zukünftige Probleme sind.

Überschüssige Glukose im Blut – das heißt Glukose, die von den Zellen nicht aufgenommen wird – bindet sich an Körpereiweiße (dieser Vorgang heißt Glykation) und schädigt Arterien und Nerven. Sie lässt uns außerdem älter aussehen. In einer kürzlich durchgeführten Studie[8] wurde bei 600 Männern und Frauen der Blutzucker gemessen und anschließend anhand ihrer Fotos ihr Alter geschätzt. Diabetiker und Personen mit höheren Blutzuckerwerten wurden als deutlich älter eingeschätzt als sie waren. Das liegt vermutlich daran, dass die Glukose das Kollagen und das Elastin angreift – Proteine, welche die Haut geschmeidig und jugendlich erscheinen lassen.

Eines der wichtigeren Maße für Ihre biologische Fitness ist, wie schnell und effektiv Ihr Körper Ihren Blutzuckerspiegel wieder auf ein unbedenkliches Niveau senken kann.

Zwar werden die meisten Formen von Bewegung Ihre aerobe und metabolische Fitness verbessern, doch die Intensität scheint bei beiden eine wichtige Rolle zu spielen. Intensität ist auch mit Blick auf Gewichtsverlust von Bedeutung.

Irrglaube Gewichtsabnahme – warum lange und langsam keine Lösung ist

Einer der Hauptgründe, warum wir zu trainieren beginnen, ist, dass man uns suggeriert, es würde beim Abnehmen helfen. Wir steigen auf die Waage, schlucken kurz und schreiben uns im Fitnessstudio ein. Wir gehen, wenn es gut läuft, einige Male pro Woche dorthin und mühen uns auf dem Laufband oder Fahrradergometer ab. Das nimmt vermutlich einige Stunden in Anspruch, Hin- und Rückfahrt, Dusche, der gelegentliche Schwatz an der Saftbar. Aber wir sind stolz auf uns. Nach der ersten Woche steigen wir voller Optimismus wieder auf die Waage.

Unverändert.

War wohl noch zu kurz, wir müssen länger dranbleiben. Also gehen wir weiter ins Fitnessstudio und müssen nach einem Monat feststellen, dass die Waage trotz all der Zeit und Mühe kaum eine Veränderung anzeigt.

Wie kann das sein? Das ist unfair. Man hat uns immer wieder gesagt, dass wir Erfolge sehen werden, wenn wir trainieren – aber es tut sich nichts. Nun kommt der unvermeidliche Durchhänger, wenn der Erfolg ausbleibt und wir erkennen, dass wir uns stundenlang abrackern und nur minimale Erfolge erzielen.

Und dann geben wir auf, wie schon so viele vor uns, die mit guten Vorsätzen ins Fitnessstudio gekommen waren.

Wenn Sie auch zu den Betroffenen gehören, mag es Sie trösten, dass Sie nicht allein sind. Wie Dr. Stephen Boutcher von der School of Medical Sciences an der Universität von New South Wales sagt: »Die meisten Trainingsprogramme zur Gewichtsabnahme konzentrieren sich auf gleichmäßige Bewegung im Ausmaß von ungefähr 30 Minuten mit mäßiger Intensität an den meisten Tagen der Woche. Leider führen diese Arten von Trainingsprogrammen zu wenig oder gar keiner Gewichtsabnahme.«[9]

In der Blütezeit des aeroben Trainings, den 1980ern und 90ern, war allgemein anerkannt, dass wir mehr Kalorien aus Fett verbrennen, wenn wir mit niedriger Intensität trainieren. Stetig und lang, lautete die Empfehlung, dann sind Sie in der Fettverbrennungszone. Sehen Sie sich ein älteres Kardiogerät an, und Sie werden sehen, dass der Bereich der niedrigeren Herzfrequenzen als »Fettverbrennungszone« bezeichnet wird.

In Wahrheit verbrennt man bei geringer Intensität zwar ein wenig Fett, aber nicht viel, es wird Ihren Bauch nicht sichtbar verkleinern.

Warum bewirkt Training mit mäßiger Intensität also nicht das, was es sollte, was man uns versprochen hat? Es sollte ganz einfach sein. Mehr Bewegung, mehr Kalorienverbrauch, mehr Gewichtsabnahme. Das Problem ist, dass die Dinge beim Menschen selten so einfach gestrickt sind.

Sehen wir uns etwa eine Studie an der Universität Pittsburgh[10] an, die beinahe 200 übergewichtige Frauen zwei Jahre lang beobachtete, während sie ein intensives Gewichtsabnahmeprogramm absolvierten: Die Frauen sollten ihre Kalorienzufuhr deutlich reduzieren – auf unter 1500 Kalorien pro Tag – und sich deutlich mehr bewegen.

Damit die Frauen das Programm auch wirklich einhielten, unterstützte man sie nach Kräften. Sie erhielten Laufbänder für zuhause, sollten regelmäßige Treffen besuchen und wurden auch telefonisch immer wieder zum Dranbleiben ermutigt. Anfangs lief es gut. Sechs Monate nach Beginn des Programms hatte mehr als die Hälfte der Frauen mindestens 10 Prozent ihres Körpergewichts verloren, und die meisten bewegten sich regelmäßig. Dann jedoch wurde es schwierig, wie so oft. Die meisten Frauen kamen vom Kurs ab und begannen, das so mühsam abgebaute Gewicht wieder zuzunehmen. Einige schafften es über die zwei Jahre hinaus, aber um das Gewicht zu halten, mussten sie sich sehr viel bewegen, beinahe 70 Minuten pro Tag an fünf Tagen pro Woche.

Warum ist der Fettabbau so schwierig? Zum Teil liegt das daran, dass Fett eine unglaublich energiereiche Substanz ist. Ein Pfund Fett enthält mehr Energie als ein Pfund Dynamit. Das bedeutet, dass wir uns sehr viel bewegen müssen, um auch nur eine kleine Menge Fett loszuwerden.

Um herauszufinden, wie viel genau, wandte ich mich wieder an den Sportwissenschaftler Dr. Keith Tolfrey von der Universität Loughborough.

Von Keith erhielt ich eine Gesichtsmaske, die mit einem mobilen Überwachungsgerät verbunden war. Das Gerät würde messen, wie viel Sauerstoff ich ein- und wie viel Kohlendioxid ich ausatmete. Mithilfe dieser Werte ließ sich berechnen, wie viele Kalorien ich beim Laufen verbrannte.

Keith ließ mich die Strecke in flottem Tempo laufen und radelte, ermutigende Worte rufend, neben mir her. Mein Tempo reichte nicht ganz für Olympia, aber ich war schnell genug, um froh zu sein, als ich nach zehn Minuten aufhören durfte. Dann versammelten sich Keith und seine Kollegen rund um das Auswertungsgerät und verkündeten, dass ich etwa 14 Kalorien pro Minute verbraucht hatte, was bedeutete, dass ich auf etwas mehr als eineinhalb Kilometern insgesamt 140 Kalorien verbrannt hatte. Nicht schlecht, dachte ich. Aber sehen wir genauer hin. Ein kleiner Riegel Schokolade enthält etwa 240 Kalorien, ein großer Schokomuffin immerhin 520 Kalorien. Wenn Sie sich also nach dem Laufen einen Muffin und einen mittelgroßen Café latte (150 Kalorien) gönnen, sind das bereits 670 Kalorien.

Und es wird noch schlimmer, denn meine Zahlen sind irreführend. Wenn Sie die Wirkung von Bewegung beurteilen wollen, sollten Sie wissen, dass Sie bereits ziemlich viele Kalorien verbrennen, wenn Sie nur sitzen. Tatsache ist, wir verbrauchen die meisten Kalorien einfach mit dem »Betrieb« unseres Körpers. In Wirklichkeit interessiert uns also nicht der Bruttokalorienverbrauch (BKV), sondern der Nettokalorienverbrauch (NKV), das heißt, wie viele Kalorien Sie beim Laufen mehr verbrennen, als wenn Sie auf dem Sofa liegen. Seltsamerweise spricht kaum jemand über diesen Nettowert. Vielleicht, weil er so entmutigend wirkt.

Den NKV für einen Kilometer Laufen (mit einem Tempo von zehn Kilometern pro Stunde) oder Gehen (mit fünf Kilometern pro Stunde) können Sie mit dieser Formel berechnen:

NKV für einen Kilometer Laufen mit mäßigem Tempo =
0,97 x Körpergewicht (in kg)
NKV für einen Kilometer Gehen
mit etwa 5 km/h = 0,55 x Körpergewicht (in kg)

Wenn Sie diese Zahlen mit denen vergleichen, die Sie auf den einschlägigen Fitness-Websites finden, wo es nur um den BKV geht, werden Sie sehen, sie sind deutlich niedriger.[11]

Tröstlich daran ist allerdings, dass Sie umso mehr Kalorien verbrauchen, je schwerer Sie sind. Als ich mit Keith lief, wog ich 82 Kilogramm, damit lag mein NKV bei etwa 80 Kalorien pro Kilometer. Mittlerweile habe ich (durch Intervallfasten) abgenommen und wiege 73 Kilogramm, daher verbrauche ich nun 71 Kalorien pro Kilometer.

Meine Frau wiegt 54 Kilo, sie verbrennt pro Kilometer Laufen nur 52 Kalorien, pro Kilometer Gehen 30 Kalorien. Das Leben ist nicht fair. Sehen wir uns an, wie weit sie laufen oder gehen müsste, um einige beliebte Snacks oder Getränke zu verbrennen.

	KALORIEN	LAUFEN	GEHEN
Banane	90	1,7 Kilometer	40 Minuten
Glas Apfelsaft	120	2,3 Kilometer	50 Minuten
Kleines Glas Wein (175 ml)	126	2,4 Kilometer	53 Minuten
Smoothie (250 ml)	140 bis 180	2,7 bis 3,4 Kilometer	60 bis 75 Minuten
Großer Café latte	180	3,4 Kilometer	75 Minuten
Kleiner Schokoriegel	240	4,6 Kilometer	1 Stunde 40 Minuten
Großer Schokomuffin	480	9 Kilometer	3 Stunden 20 Minuten

Sicher begreifen Sie allmählich, warum es so schwierig ist, allein durch Bewegung Gewicht abzunehmen.

Ein Kilo Fett hat mehr als 7000 Kalorien, was bedeutet, dass ich, um auch nur ein Kilo Fett durch Bewegung zu verbrennen, an sechs Tagen pro Woche beinahe zwei Stunden laufen müsste. Das sind beinahe zwei Marathons.

Laufen ist also keine gute Methode, um Kalorien zu verbrennen. Was ist mit anderen Formen des Trainings, etwa das Stemmen von Hanteln in der Muckibude? Dr. Jason Gill von der Universität Glasgow bestimmte die Zahl der Kalorien, die dabei verbraucht werden – die Ergebnisse sind noch weniger beeindruckend. »Sie verbrennen mehr Kalorien, wenn Sie einen gemütlichen Spaziergang machen, als wenn Sie anstrengendes Krafttraining absolvieren«, sagte er mir.

»Aber Krafttraining baut doch Muskelmasse auf und erhöht so die Stoffwechselrate?«, wandte ich ein.

»Ja, aber nicht besonders stark«, antwortete Jason. »Wenn Sie sechs Monate lang hart trainieren, würden Sie Ihre Stoffwechselrate wohl um etwa 100 Kalorien pro Tag erhöhen, was einem kleinen Glas Fruchtsaft entspricht.«

Das klang nicht ermutigend. Und das waren noch nicht alle schlechten Nachrichten. So manch einer denkt vielleicht: »Der Grund, warum ich trotz viel Bewegung nicht viel Gewicht verliere, ist, dass ich Fett in Muskelmasse verwandle. Muskeln sind natürlich schwerer als Fett.« Das könnte stimmen, trifft aber höchstwahrscheinlich gar nicht zu.

In einer aktuellen australischen Studie[12] wurden 45 übergewichtige junge Frauen zufällig unterschiedlichen Trainingsprogrammen zugewiesen. Eine Gruppe sollte mit mäßiger Intensität Fahrrad fahren, dreimal pro Woche jeweils 40 Minuten, 15 Wochen lang. Durch regelmäßige Supervision war sichergestellt, dass sie ihr Training tatsächlich absolvierten. Am Ende der Studie wurde wie zu Anfang ein DXA-Scan zur Messung des Körperfetts durchgeführt (mehr zu DXA-Scans finden Sie im Kapitel »Körperfett« ab Seite 195). Ich beneide die Person nicht, die ihnen die Ergebnisse mitteilen musste, denn sie hatten nach 30 Stunden Rad fahren im Durchschnitt etwa ein halbes Kilo Fett zugelegt. Wie kann das sein? Da muss doch ein Fehler vorliegen? Leider nicht, es gibt eine schmerzliche, aber offensichtliche Erklärung. Studien zeigen, dass die meisten von uns, wenn sie ein Training beginnen, nicht bei ihrer normalen Ernährungsweise bleiben. Wir kompensieren oft, indem wir mehr essen. Manchmal essen wir sogar deutlich mehr als vorher. Allein der Gedanke an Training kann uns zum Essen verleiten.

In einer Untersuchung der Universität Illinois sollten Studenten die Wirkung einiger Broschüren zum Thema Lebensstil bewerten. Die Studenten wurden in zwei Gruppen aufgeteilt. Eine Gruppe studierte Broschüren, die sie zu mehr Bewegung ermunterten, die andere Gruppe Broschüren, die ihnen rieten, sich Freunde zu suchen. Anschließend wurden sie gebeten, Rosinen zu verkosten. Die Studenten, denen man zuvor die Trainingsbroschüren gezeigt hatte, aßen ein Drittel mehr Rosinen als die andere Gruppe.

Dieses Experiment mag nicht wirklich aus dem realen Leben stammen, aber es gibt auch im Alltag reichlich Beweise dafür, dass wir beim Essen allzu gerne überkompensieren. Wie Dr. Gill erklärte: »Anfangs mindert ein Training oft den Appetit. Das Problem ist nur, dass wir dann häufig beschließen, uns nach einer intensiven Einheit im Fitnessstudio mit einer Tafel Schokolade oder einem üppigen Cappuccino zu belohnen. Es zeigt sich, dass wir das Energiedefizit unbewusst durch Essen ausgleichen oder erhöhte Aktivität durch mehr Nichtstun außerhalb der Trainingsphasen kompensieren.«

Eine kurze Erklärung der Set-Point-Theorie

Die Studien, die darauf schließen lassen, dass Ihr Körper unbewusst Ihre Versuche, Fett zu verlieren, zu sabotieren versucht, erhalten Unterstützung durch die Set-Point-Theorie. Diese Theorie ist ein Versuch zu erklären, warum viele Menschen, die versuchen, durch Training, Diät oder beides abzunehmen, nur schwer vorwärtskommen. Scheinbar tut Ihr Körper, was er kann, um Ihr Gewicht auf einem bestimmten Wert, dem Set-Point, zu halten.

Stellen Sie sich vor, Sie sind übergewichtig und beschließen, ein paar Kilo abzunehmen. Sie machen eine Diät und bewegen sich mehr. Zunächst purzeln die Kilos. Toll. Dann purzeln sie langsamer. Sie nehmen weniger Kalorien zu sich und treiben mehr Sport, es tut sich nicht viel. Was ist los? Nun, wenn man Gewicht abnimmt, verlangsamt sich der Stoffwechsel, einfach deshalb, weil man weniger Gewicht mit sich herumträgt als vorher. Aber die Reduktion der Stoffwechselrate lässt sich nicht einfach nur mit der Gewichtsabnahme erklären. Der Körper scheint auch effizienter Kalorien zu speichern und einzusetzen.

Die gute Nachricht lautet, dass Bewegung dafür sorgt, dass die Stoffwechselrate langsamer abnimmt. Die schlechte Nachricht ist, dass die Wirkung nicht so groß ist, wie wir lange Zeit gehofft hatten.

In einer 2012 veröffentlichten Metastudie fragten Forscher im Klageton: »Warum verlieren die Personen durch eine Trainingsintervention nicht mehr Gewicht?«[13]

Die Antwort dürfte sich aus drei Aspekten zusammensetzen: Erstens unterschätzen sogar Fachleute, wie viel Bewegung nötig ist, um Fett abzubauen. Zweitens kompensieren die Studienteilnehmer und essen mehr. Drittens schließlich trägt Bewegung weniger dazu bei, die Stoffwechselrate hoch zu halten, als man ursprünglich dachte. Diese Studie wurde am Penning Biomedical Research Center durchgeführt, wo man auch einen interessanten Rechner für die Vorhersage der Gewichtsabnahme entwickelte, den Sie unter der folgenden Internetadresse aufrufen können: http://www.pbrc.edu/research-and-faculty/calculators/weight-loss-predictor. Laut diesem Rechner werde ich, wenn ich beginne, an fünf Tagen pro Woche jeweils eine Stunde zu laufen (ohne mehr zu essen), im ersten Monat etwa 1,4 Kilogramm abnehmen. Nicht schlecht! Aber wenn ich den Umfang oder die Intensität meines Trainings nicht steigere, wird das Tempo der Gewichtsabnahme sich verlangsamen. Bis zum Ende der sechs Monate wird mein Trainingsprogramm nur noch etwa die Hälfte dieses Gewichtsverlusts bewirken, also 0,7 Kilo pro Monat. Nach Ablauf von zwölf Monaten hilft es mir nur noch, 50 Gramm pro Woche abzubauen, so gut wie nichts.

Also sollte ich jetzt aufgeben?

Auch wenn das alles wenig ermutigend klingt, gibt es doch auch gute Nachrichten. Bewegung bringt Ihnen zunächst einmal auch über das Reduzieren Ihres Körpergewichts hinaus einige Vorteile. Aus gesundheitlicher Sicht ist es besser, dick und fit als schlank und nicht fit zu sein.

In einer Studie am Cooper Institute in Dallas, Texas[14], beobachteten Forscher 22 000 Männer zwischen 30 und 83 Jahren über acht Jahre hinweg. Vor Beginn der Studie unterzogen sich die Männer einer vollständigen medizinischen Untersuchung einschließlich Test auf dem Laufband zur Ermittlung der aeroben Fitness. In den acht Jahren Beobachtung verstarben 427 der Männer, hauptsächlich an Herzerkrankung und Krebs. Die Studie zeigte, dass im Hinblick auf die Lebenserwartung Fitness wichtiger ist als Körpergewicht. Bei jenen Männern, die übergewichtig, aber fit waren, war die Sterblichkeit weit geringer als bei Normalgewichtigen, die nicht fit waren. Bei gleicher Fitness war die Sterblichkeit für übergewichtige Männer nicht höher als für normalgewichtige. Eine ähnliche Studie aus dem Jahr 2006 präsentierte dasselbe Ergebnis für Frauen. Für ein langes, gesundes Leben scheint Fitness also wichtiger zu sein als Schlankheit.

Ein weiterer Punkt ist, dass Bewegung zwar für sich allein keine gute Methode der Gewichtsabnahme ist, in Kombination mit einer Diät aber vermutlich wirksamer als Einzelmaßnahmen.

In einer kürzlich publizierten Studie von Krista Varady und anderen Wissenschaftlern der Universität Illinois in Chicago[15] wurden 64 übergewichtige Probanden zufällig einer von vier Gruppen zugeteilt: entweder AF (alternierendes Fasten – Reduktion auf ein Viertel der normalen Kalorienzufuhr an jedem zweiten Tag) und Ausdauertraining; nur AF; nur Ausdauertraining; oder einer Kontrollgruppe. Nach zwölf Wochen hatte die Gruppe mit AF und Training im Schnitt sechs Kilogramm abgenommen, jene mit nur AF drei Kilogramm und die Gruppe ausschließlich mit Bewegung ein Kilogramm. Diejenigen mit dem kombinierten Ansatz verzeichneten auch die größten Fortschritte hinsichtlich Cholesterinspiegel und Fettabbau. Die Forscher kamen zu dem Schluss, dass Bewegung plus Diät »hinsichtlich Verbesserungen von Körpergewicht, Körperzusammensetzung und für das Herz bedeutsamen Blutfetten den Einzelmaßnahmen überlegen ist«.

Zusammenfassend

Bewegung ist eindeutig gut für uns – gut für unsere Stimmung, unsere Gesundheit allgemein und unser Gehirn. Dennoch stellt sie keinen garantierten Weg zur Gewichtsabnahme dar. Dies liegt daran, dass

* traditionelles Training mit niedriger Intensität keine zeiteffiziente Art der Fettverbrennung darstellt,
* Sie, wenn Sie dauerhaft Gewicht verlieren möchten, auch die Kalorien reduzieren müssen – Bewegung alleine reicht nicht aus,

* wir nach einer Trainingseinheit dazu neigen, durch Essen zu kompensieren,
* wir außerdem nach dem Training häufig weniger aktiv sind. Hüten Sie sich vor kompensatorischen Durchhängern…

Aber keine Sorge! Es ist möglich, fitter zu werden und Fett abzubauen. Lesen Sie weiter.

Was meinen wir mit *Fast Fitness*?

In der Fitnessbranche hält sich hartnäckig die Überzeugung, dass der Trainingserfolg umso größer ist, je mehr Zeit man aufwendet. Nur wer grausam lange Workouts absolviert, darf angeblich erwarten, dass er mit wenig Körperfett und wunderschön definierten Muskeln ins Reich der Traumkörper vordringen kann. Von Tracey Anderson, Trainerin von Gwyneth Paltrow und Jennifer Lopez, stammt der berühmte Ausspruch, sie erwarte von Anhängern ihrer Methode, dass sie sich täglich 90 Minuten diesem Programm widmen. Madonna verbringt angeblich zwei Stunden pro Tag mit ihrem Trainer.

Wenn Sie sich Ihr Leben so vorstellen – viel Erfolg! Wenn nicht, werden Sie erfreut darüber sein, dass sich die Sportwissenschaft nicht in erster Linie mit der Frage »Wie bringen wir die Menschen dazu, mehr zu tun?« beschäftigt, sondern mit »Wie erreichen wir mehr Wirkung mit weniger Einsatz?«. HIT hat für Aufsehen gesorgt, weil Studien im letzten Jahrzehnt wiederholt gezeigt haben, dass ein paar Minuten intensiven Trainings pro Tag einen wesentlichen Unterschied machen können. Doch die Prinzipien hinter HIT sind nicht neu. Nicht im Entferntesten!

Schon Jäger und Sammler
betrieben *Fast Fitness*

Unser aller Geschichte reicht weit zurück. Wir sind das Produkt von Tausenden Generationen unserer Spezies, und diese Spezies lebte für den Großteil ihres Bestehens unter prekären Verhältnissen. Das Leben eines Höhlenmenschen war im Allgemeinen unangenehm, brutal und kurz. Sie mussten nicht »trainieren«, um in Form zu bleiben; sie mussten alles Mögliche tun, um zu überleben, und gaben ihre Gene letztlich an uns weiter. Unser Körper und unsere Gene wurden von den Anforderungen geformt, denen unsere Vorfahren ausgesetzt waren. Vielleicht kann ein Blick in diese Vergangenheit erklären, wie wir in Form bleiben und unsere Zukunft sichern können.

Das Problem ist natürlich, dass das Pleistozän lange zurückliegt und wir nicht einfach die Überreste unserer Ahnen ansehen und genau sagen können, wie sie gelebt haben. Am nächsten kommen der Lebensweise unserer Vorfahren wohl Jäger und Sammler, die es heute noch gibt, Völker wie die Hadza im Norden Tansanias.

Die Hadza leben ganz in der Nähe der Olduvai-Schlucht, die zum Großen Afrikanischen Grabenbruch gehört. Aufgrund der großen Zahl von sehr alten menschlichen Fossilien, die in der Gegend gefunden wurden, wird sie manchmal als »Wiege der Menschheit« bezeichnet. Im Umland gibt es Hinweise auf eine Besiedlung durch Hominiden, die fast zwei Millionen Jahre zurückreicht und *Homo erectus, Homo habilis* und den frühen

Homo sapiens mit einschließt. Jäger und Sammler leben seit mindestens 50 000 Jahren in dieser Gegend, die Vorfahren der Hadza blieben die meiste Zeit über unberührt von dem, was wir Zivilisation nennen. Bis vor nicht allzu langer Zeit jagten die Hadza noch zu Fuß und mit Bogen, Axt und Grabstöcken. Sie besaßen weder Autos noch Waffen. Und sie kannten mit Sicherheit weder Fastfoodketten noch Fitnessstudios.

Aus irgendeinem Grund hatte ich die Vorstellung, dass Jäger und Sammler viel Zeit damit verbringen, in langsamem Tempo und über Tage hinweg Wild zu verfolgen. Als Anthropologen begannen, die Hadza zu studieren, stellten sie fest, dass sie nicht viel tun, es sei denn, sie müssen. In einer Studie, für die die Hadza gebeten wurden, GPS-Tracker und andere hoch entwickelte Sensoren am Körper zu tragen, zeigte sich, dass sie, anders als erwartet, pro Kilogramm Körpergewicht in etwa gleich viele Kalorien verbrauchen wie Sie und ich[1].

Der Grund, warum sie nicht viel laufen, ist, dass sie von relativ wenigen Kalorien leben. Sie müssen Energie sparen. Anstatt zu laufen, gehen Männer im Schnitt elf Kilometer auf der Jagd nach Nahrung. Frauen, die weniger mit der Jagd zu tun haben, legen etwa sechs Kilometer pro Tag zurück. Beide Geschlechter verrichten kräftezehrende Aufgaben wie Holz hacken und Knollen ausgraben, aber sie ruhen auch häufig. Wie zu erwarten, sind sie eher schlank: Ein typischer Hadza-Mann Mitte Dreißig hat einen Körperfettanteil von 13 Prozent, eine Frau von etwa 21 Prozent. In Nordamerika liegt der Durchschnitt im Gegensatz dazu bei 21 Prozent bei Männern und 34 Prozent bei Frauen.

Klar ersichtlich wird aus dem Studium der Jäger und Sammler, dass ihre Aktivitäten bunt gemischt sind. Sie wechseln konstante Bewegung geringer Intensität mit kurzen Aktivitätsphasen von hoher Intensität ab (wie Jagd, Bäumeklettern, Holzhacken). Sie verbringen phasenweise viel Zeit mit anstrengenden Tätigkeiten, es gibt jedoch auch Tage, an denen sie relativ wenig aktiv sind.

Sie werden sehen, dass dieser Jäger-und-Sammler-Ansatz sehr wahrscheinlich auch für unseren verwöhnten Körper gut ist. Wir müssen aktiver werden – aber nicht zu aktiv. Wir profitieren von kurzen Phasen intensiver Aktivität, und wir brauchen Ruhetage, sonst machen wir all die gute Arbeit wieder zunichte. Wie die Autoren von »Achieving Hunter-gatherer Fitness in the 21st Century (Jäger-und-Sammler-Fitness im 21. Jahrhundert)«, einer im *American Journal of Medicine*[2] publizierten Arbeit, hervorheben,

> »haben Jäger und Sammler wahrscheinlich nach Möglichkeit anstrengende Tage mit weniger anstrengenden Tagen abgewechselt. Das gleiche Muster der Abwechselung von anstrengendem Training an einem Tag und geringer Belastung am nächsten erzeugt einen höheren Fitnessgrad mit weniger Verletzungen … Das natürliche Crosstraining, das im Leben der Jäger und Sammler unvermeidlich war, steigert die Leistung in vielen sportlichen Disziplinen.«

Die Autoren sind so sehr von den Vorteilen des Jäger-und-Sammler-Lebensstils überzeugt, dass sie sogar »Merkmale eines Jäger-

und-Sammler-Fitnessprogramms« zusammenstellten. Demnach sollten Sie, wenn Sie wie Jäger und Sammler trainieren möchten, Folgendes tun:

1. Für reichlich leichte Hintergrundaktivität wie Gehen sorgen.

2. Anstrengende Tage mit wenig anstrengenden abwechseln. Sie brauchen Erholung, Entspannung und Schlaf.

3. Bauen Sie Intervalltraining ein: abwechselnd kurze intermittierende Trainingsphasen von mittlerer bis hoher Intensität und Ruhe und Erholung, zwei- bis dreimal pro Woche.

4. Achten Sie auf regelmäßige Einheiten von Kraft- und Flexibilitätstraining. Jäger und Sammler müssen Holz hacken, auf Bäume klettern oder ein Kind mit sich tragen.

5. Ideal wäre es, im Freien zu trainieren, wo Ihre Haut der Sonne ausgesetzt ist und so Vitamin D erzeugt. Wenn es auch als Vitamin bezeichnet wird, handelt es sich doch eigentlich um ein Hormon mit wesentlich vielfältigeren Aufgaben, als wir bisher dachten. Viele von uns, besonders die Menschen in der nördlichen Hemisphäre, leiden unter chronischem Vitamin D-Mangel.

6. Versuchen Sie, möglichst viel Bewegung in ein soziales Umfeld zu verlagern. Wir sind sehr soziale Wesen – gemeinsames Training sorgt dafür, dass wir tatsächlich aktiv werden.

Fast Fitness baut auf dem Jäger-und-Sammler-Ansatz auf. Im Kapitel »*Fast Fitness*: Die Workouts« ab Seite 97 bietet Peta eine Reihe von Workouts an, bei denen verschiedene Formen der HIT zum Einsatz kommen, viele davon können im Freien ausgeführt werden. Und im Kapitel »Aktiv bleiben unter Michaels Anleitung« ab Seite 167 beschreibe ich Möglichkeiten, wie Sie mehr Aktivität in Ihr Leben einbauen können. Vorher wollen wir aber noch einen Blick auf die Geschichte des HIT werfen.

Eine kurze Geschichte des HIT

Einer der ersten, die Intervalltraining hoher Intensität einsetzten und es wissenschaftlich untersuchten, war Anfang des 20. Jahrhunderts der deutsche Trainer Woldemar Gerschler. Er war in jedem Fall ein höchst anspruchsvoller Mann, der sich obendrein leidenschaftlich für Sportwissenschaft interessierte.

Die Sportler, die er trainierte, mussten in der Regel 100, 200, manchmal 400 Meter sprinten, und zwar in einem Tempo, das ihren Puls auf bis zu 180 Schläge pro Minute ansteigen ließ. Dann warteten sie, bis ihre Herzfrequenz auf 120 gesunken war, bevor sie abermals lossprinteten. Gerschler hatte erkannt, dass die Kombination von Intensität und Erholung entscheidend war. Gerschler zeigte, dass er das Herzvolumen eines Sportlers in weniger als drei Wochen um 20 Prozent steigern und signifikante Verbesserungen der Laufzeiten erreichen konnte. Seine Studenten erbrachten einige wahrhaft bemerkenswerte Leistungen.

Im Jahr 1939 übertraf Rudolf Harbig, ein von Gerschler trainierter Läufer, den 800-Meter-Weltrekord um beachtliche 1,6 Sekunden. Im folgenden Monat brach er auch den 400-Meter-Weltrekord. Seinen 800-Meter-Rekord hielt 16 Jahre lang, bis er im Jahr 1955 von Roger Moens, einem Leichtathleten, der ebenfalls von Gerschler trainiert wurde, gebrochen wurde. Moens schaffte es in 1:45,7.

In der Zwischenzeit hatte sich im Großbritannien der Fünfzigerjahre ein junger Medizinstudent namens Roger Bannister in den Kopf gesetzt, als erster Mensch eine englische Meile in weniger als vier Minuten zu laufen. Doch als viel beschäftigter Student verfügte er nicht über unbegrenzte Zeit zum Trainieren, also arbeitete er mit Intervallsprints. Diese bestanden aus etwa einer Minute Laufen mit vollem Tempo, in welcher er etwa eine Viertelmeile (ca. 400 Meter) schaffte. Dann joggte er etwa zwei bis drei Minuten lang, um anschließend wieder eine Minute zu sprinten. Diesen Zyklus wiederholte er zehnmal, dann kehrte er wieder zu seiner Arbeit zurück. Da er sich selten die Zeit für Warm-ups oder Cool-downs nahm, dauerte die ganze Sache insgesamt normalerweise weniger als 35 Minuten.

Im Mai 1954 nahm Roger Bannister an einem Rennen auf der Iffley-Road-Strecke in Oxford teil, das er auch gewann. Der Ansager, Norris McWhirter (der einer der Redakteure des *Guinness-Buchs der Rekorde* werden sollte), genoss seinen Anteil an dieser Sternstunde des Sports merklich. Langsam und mit Nachdruck verlas er die Ergebnisse: »Meine Damen und Herren, hier ist das Ergebnis von Rennen 9 über eine Meile: Erster ist die Nummer 41, R.G. Bannister, Amateur Athletic Association und vormals Exeter und Merton Colleges, Oxford, mit einem neuen Rekord für die Veranstaltung und für die Strecke, und – die Anerkennung vorausgesetzt – einem neuen Rekord für England, für Großbritannien, für Europa, für das britische Weltreich und die gesamte Welt. Die Zeit war 3 ...« Alles Weitere ging im ohrenbetäubenden Lärm der Zuschauer unter, die nach der »Drei« begriffen hatten, dass sie soeben miterlebt hatten, wie der erste Mensch eine englische Meile in weniger als vier Minuten gelaufen war.

Was ich an dieser Geschichte besonders interessant finde, ist, dass Roger Bannisters Methode – zehn Einheiten Sprint zu je einer Minute, unterbrochen von ein paar Minuten Erholung – nun von vielen HIT-Begeisterten eingesetzt wird, und zwar nicht nur von Leistungssportlern, wie wir sehen werden, sondern auch von Übergewichtigen, Untrainierten und Menschen mit Herzproblemen. Auch Peta trainiert gerne so.

Andere unglaublich erfolgreiche Mittelstreckenläufer setzten andere HIT-Programme ein. Sebastian Coe, der einst gleichzeitig den Weltrekord über 800 Meter, eine Meile und 1500 Meter hielt, absolvierte kurze Sprints mit kurzen Erholungszeiten, bei ihm waren es jedoch eher 20 Sekunden Sprint mit 30 Sekunden Erholung. Das ist auch meine bevorzugte Methode – wenngleich ich Rad fahre und nur auf etwa drei Wiederholungen komme, bevor ich schlappmache.

HIT und die Sportlerelite

Als Coe in den 1970ern Weltrekorde wie am Fließband brach, wurde HIT noch relativ wenig eingesetzt und galt hauptsächlich als Methode zur Steigerung der Geschwindigkeit, nicht der Ausdauer. Heutzutage gibt es wahrscheinlich keinen Leistungssportler mehr, der Spitzenleistungen erzielt, ohne zumindest einen Teil seines Trainings in dieser Weise zu absolvieren.

Es ist ziemlich offensichtlich, dass HIT in Sportarten mit reichlich Stop-and-Go – Tennis, Fußball, Squash, Hockey und Kampfsportarten – Vorteile bringt. In vielerlei Hinsicht simuliert der HIT-Ansatz, was dann im Wettkampf auftritt – einschließlich der Ansammlung von Abfallprodukten in müden Gliedmaßen und der Notwendigkeit, deren beinahe lähmende Wirkung zu überwinden, um wieder sprinten zu können. Und nochmal. Und nochmal ...

Radfahrer, Sprinter und Schwimmer, die kürzere Distanzen absolvieren, müssen lernen, in einer Trainingseinheit an ihre Grenze zu gehen, und gleichzeitig jedoch sicherstellen, dass ihr Körper für die nächste Einheit wieder erholt ist. Für all jene ist ein Training vom HIT-Typ mehrmals pro Woche eine bewährte Lösung.

Weitaus mehr überrascht die Bedeutung des HIT für Ausdauersportler. Für die Elite der Langstreckenradfahrer, Marathonläufer, Triathleten, Gehsportler und Freiwasserschwimmer bilden Varianten des HIT zunehmend einen wesentlichen Teil ihres Trainingsprogramms. HIT führt – indem es den Körper unter Stress setzt und gesteigerte mitochondriale Aktivität bewirkt – zu mehr Explosivkraft.

Kurz gesagt, HIT lässt Leistungssportler über längere Zeiträume schneller laufen, schwimmen und Rad fahren. Es bereitet sie auf die unangenehmen Begleiterscheinungen extremer Anstrengung vor, auf diese Weise ist ihr Körper bereit für das Schlimmste, was sie im Wettbewerb aushalten müssen. Und für den Spitzenplatz.

Und was ist mit uns?

Schlüsse aus Studien an trainierten Leistungssportlern sind naturgemäß schwierig, denn diese Menschen unterscheiden sich schon fast definitionsgemäß von uns anderen Normalsterblichen. Was bringt *uns* das HIT? In den letzten zwei Jahrzehnten untersuchten viele Wissenschaftler weltweit die Wirkung von HIT in verschiedenen Populationen, am meisten erreicht hat hier jedoch Martin Gibala, Professor für Sportwissenschaft an der McMaster University in Kanada. Im Jahr 2005 veröffentlichten er und seine Kollegen eine Studie mit enormen Auswirkungen auf die Welt des Sports[3]. Sie ließen acht einigermaßen aktive junge Freiwillige sechs Einheiten SIT (Sprint-Intervall-Training) ausführen. Das Training umfasste vier bis sieben Einheiten, die im Zeitraum von zwei Wochen mit jeweils ein bis zwei Ruhetagen dazwischen absolviert wurden.

Die Bezeichnung SIT ist übrigens purer Etikettenschwindel. Es klingt einfach. Ist es aber nicht. Man steigt auf ein spezielles Fahrrad und muss nach einem kurzen Warm-up 30 Sekunden lang mit Widerstand Vollgas fahren. Dann folgt eine Atempause von etwa vier Minuten, in der man nur gemütlich dahintritt, im Anschluss kommt der nächste 30-Sekunden-Sprint. Und so steigert man sich langsam. Die tapferen Studienteilnehmer Mitte der 1990er-Jahre brachten es auf bis zu sieben Sprints pro Einheit.

Man kann sich nur schwer vorstellen, wie anstrengend das wirklich ist. Die ersten 30 Sekunden Vollgas sind OK. Man sagt sich: »Das war zu schaffen.« Die nächsten 30 Sekunden Vollgas sind anstrengend. Man freut sich wirklich auf die vierminütige Pause. Beim dritten Sprint vergehen die Sekunden schon unglaublich langsam. Die Pedale bewegen sich langsamer. Man muss sich darauf konzentrieren, die Geschwindigkeit aufrechtzuerhalten. Bis man Nummer sieben geschafft hat (wenn man jemals dorthin kommt), ist man wirklich erledigt und muss sich für eine Weile hinlegen.

SIT ist anstrengend, aber der Zeitaufwand ist sehr gering. Insgesamt absolvierten die SIT-Probanden nicht mehr als 15 intensive Trainingsminuten in den zwei Wochen, diese 15 Minuten bewirkten jedoch Eindrucksvolles. Die Ausdauerleistungsfähigkeit der Studienteilnehmer, ihre Fähigkeit, auf dem Fahrrad starke Leistung zu erbringen, verdoppelte sich. Konnten sie zuvor 26 Minuten mit hohem Widerstand Rad fahren, schafften sie nun 51 Minuten. In ihrem Körper war etwas Bemerkenswertes passiert. Aber was?

Martin Gibala führte noch eine weitere Studie[4] durch.

Diesmal entschied er (oder hörte dies von seinen Studienteilnehmern), dass sieben Phasen zu 30 Sekunden pro Einheit mehr waren, als normale Menschen aushalten. Also reduzierte er großzügig auf maximal sechs. Er suchte sich 16 junge Männer (solche

Studien werden häufig, aber nicht ausschließlich an Männern durchgeführt, wahrscheinlich weil man sie in Forschungslabors häufiger antrifft) und teilte sie nach dem Zufallsprinzip in zwei Gruppen. Acht von ihnen wurden gebeten, sechs Einheiten Rad fahren mit mäßiger Intensität für jeweils eineinhalb bis zwei Stunden zu absolvieren. Für die andere Gruppe waren es ebenfalls sechs Einheiten, allerdings mit kurzen Vollgasphasen. Jede Einheit enthielt zwei bis drei Minuten intensiven Trainings. Zusammen mit den Erholungsphasen dauerte eine Einheit nur etwa 20 Minuten.

Am Ende des Trainings hatte die Gruppe mit dem gleichmäßigen Training mehr als zehn Stunden auf dem Fahrrad verbracht, die SIT-Gruppe nur etwas mehr als zwei Stunden. Bei den Nachuntersuchungen (einschließlich Muskelbiopsien, die, wie ich Ihnen aus eigener Erfahrung sagen kann, nicht angenehm sind), zeigte sich, dass beide Gruppen bei einer Reihe von Messgrößen ziemlich genau die gleichen Verbesserungen erreicht hatten. Mit einem Unterschied: Die SIT-Gruppe hatte nur ein Fünftel der Zeit dafür benötigt.

Einfacher: die Bannister-Methode

Mittlerweile hatten Martin und seine Kollegen begriffen, dass 30 Sekunden Radfahren mit Vollgas für Leute, die nicht schon ziemlich fit waren, eine enorme Herausforderung ist. SIT ist, wie Martin erklärte, »extrem anspruchsvoll und eventuell nicht für jeden ungefährlich, machbar oder gar attraktiv«.

Also arbeitete man weiter daran und erstellte ein Programm, das für Untrainierte, Übergewichtige oder Personen mit Herzkrankheiten, Schlaganfall oder Diabetes als unbedenklich galt.[5]

Das neue Programm bestand aus zehn einminütigen Sprints mit jeweils einer Minute Erholung dazwischen. Diese Art von Programm ist ähnlich dem oben beschriebenen, das Roger Bannister einsetzte, als er für die 4-Minuten-Meile trainierte. Der wichtigste Unterschied besteht darin, dass man für diese einminütigen Sprints nicht Vollgas gibt. Ziel ist es, schnell genug Rad zu fahren, um den Puls auf etwa 80 bis 90 Prozent der maximalen Herzfrequenz zu steigern (wie man diese berechnet, finden Sie im Kapitel »So lässt sich die Wirkung des Trainings messen« (ab Seite 184). Meiner Erfahrung nach ist es hart, aber erträglich. Und vor allem wunderbar kurz.

Welchen Unterschied macht HIT?

Es gibt Dutzende Studien zu verschiedenen Formen des HIT. Die meisten fielen ziemlich kurz aus (wenige Wochen), andere wurden ein paar Monate lang durchgeführt. Und bisher wurden nur ein paar hundert Menschen intensiv untersucht.

Die bisher durchgeführten Studien zeigen jedoch einhellig, dass HIT

★ die aerobe Fitness schneller steigert als Standardtraining,
★ die Insulinwirkung schneller verbessert als Standardtraining,

★ die zeitsparendste Möglichkeit darstellt, um Muskeltonus auf- und Fett abzubauen.

Betrachten wir nun die Wissenschaft hinter HIT, sehen wir, wie es tatsächlich funktioniert.

Mitochondrien oder Powerzellen

Einer der Gründe, warum HIT große Veränderungen in kurzer Zeit bewirkt, ist die Wirkung des hochintensiven Trainings auf Ihre Mitochondrien. Mitochondrien sind die wichtigsten Kraftwerke im Körper. Sie stellen aus Rohstoffen wie Sauerstoff und Glukose kleine Energiepakete her, das sogenannte ATP (Adenosintriphosphat). ATP versorgt den Körper mit Energie. Aber Mitochondrien können noch viel mehr. Wie Nick Lane es in seinem Buch *Power, Sex, Suicide* aus dem Jahr 2005 ausdrückt, sind sie »die heimlichen Herrscher der Welt«. Auch wenn sie unvorstellbar winzig sind (eine Milliarde von ihnen würden in ein Sandkorn passen), sind sie die großen Turbolader des Lebens, verantwortlich für die außergewöhnliche Palette an Lebewesen, die es auf der Erde heute gibt, uns Menschen eingeschlossen. Mitochondrien gibt es in jeder Zelle des Körpers, und zwar zwischen einigen wenigen und vielen Tausenden. Sie sind anders als alles andere in unserem Körper, denn sie besitzen ihre eigene DNA, die jener von Bakterien näher steht als der des Menschen. Sie sind Eindringlinge, aber sie sind Voraussetzung für unsere Existenz. Ihre lange und faszinierende Geschichte lohnt wohl einen kleinen Exkurs.

Könnten wir ein paar Milliarden Jahre in der Geschichte zurückreisen, würden wir eine gänzlich andere Erde als die unsere heute vorfinden. Die Tage wären kürzer, in der Atmosphäre wäre fast kein Sauerstoff vorhanden und die Kontinente wären nicht wiederzuerkennen. Es gäbe keine Bäume, Pflanzen oder Tiere. Die einzige Form des Lebens, die wir antreffen würden, wären winzige einzellige Mikroorganismen. Diese Mikroben erhalten ihre Energie durch Fermentation, durch den Abbau komplexer Verbindungen, und entwickelten sich in der anaeroben (sauerstofffreien) Atmosphäre der damaligen Erde.

Vor etwa zwei Milliarden Jahren trat ein neuer Organismus auf den Plan. Eine Mikrobe mit einer Neuerung, die alles verändern würde. Diese neue Mikrobe besaß die Fähigkeit, Sonnenlicht zur Energiegewinnung heranzuziehen. Es war eine Mikrobe, die zur Photosynthese fähig war.

Zum Leidwesen der anderen Mikroorganismen, die damals auf unserem Planeten lebten, führte die Energieerzeugung durch Photosynthese zur Freisetzung eines extrem giftigen Gases als Nebenprodukt. Über viele Millionen Jahre stieg der Anteil dieses giftigen Gases von nahezu nichts auf beinahe 21 Prozent der gesamten Atmosphäre. Es war der schlimmste Fall von Umweltverschmutzung, den diese Welt je erlebt hatte, und führte zum Absterben unzähliger Lebensformen. Das Abfallprodukt der Photosynthese war natürlich Sauerstoff. Die Auswirkungen seines erhöhten Anteils in der Atmosphäre waren so dramatisch, dass die Periode als die Große Sauerstoffkatastrophe oder Sauerstoffkrise in die Geschichte einging.

Die neuen Supermikroben, die die Photosynthese »erfunden«

hatten, hatten erstmals Energie aus Sonnenlicht für die Spaltung von Wasser (H_2O) in Sauerstoff und Wasserstoff eingesetzt. Sie verbanden den Wasserstoff mit Kohlenstoff zu Einfachzuckern – also Nahrung – und gaben den Sauerstoff einfach in die Atmosphäre ab.

Für uns gilt Sauerstoff als Lebensspender, doch er ist eigentlich extrem giftig. Er reagiert sehr bereitwillig mit Proteinen und Enzymen und macht sie funktionsunfähig; er lässt Metall rosten. Würden die Werte noch viel höher steigen, als sie derzeit sind, würden Bäume plötzlich in Flammen aufgehen.

Der Grund, warum der Sauerstoffgehalt nicht weiter stieg, ist, dass schließlich eine neue Generation von Mikroben mit einem noch schlaueren chemischen Trick entstand – sie lernten, das große Gift Sauerstoff in Energie umzuwandeln. Diese Mikroben waren frühe Vorfahren der winzigen Mitochondrien, die heute glücklich in unseren Zellen leben. Durch sie haben wir die Fähigkeit erworben, Sauerstoff als Brennstoff einzusetzen. Dank noch früherer mikroskopischer Vorfahren können wir Energie auch anaerob (ohne Sauerstoff) produzieren, aber dieser Prozess ist weit weniger effizient. Wenn wir also von aerobem Training sprechen, meinen wir damit, dass wir uns in einer Form bewegen, die in erster Linie davon abhängt, dass unsere Mitochondrien Energie erzeugen.

Dass ich so ausführlich auf die Mitochondrien eingehe, liegt daran, dass sie sehr wichtig für das Verständnis der Funktionsweise von HIT sind. Da Mitochondrien Energie produzieren, brauchen wir, einfach ausgedrückt, mehr Mitochondrien. Eine Möglichkeit, mehr von ihnen zu bekommen, ist Training. In der

Tat ist die Frage, ob ein Trainingsprogramm zu einer größeren mitochondrialen Dichte führt, ein gutes Maß für dessen Effektivität. Und hier scheint HIT besonders gut abzuschneiden. HIT führt zur Produktion größerer Zahlen aktiver Mitochondrien als herkömmliches Training. Und das gilt nicht nur für die Skelettmuskulatur (also die Muskeln, mit denen wir uns bewegen), sondern auch für den Herzmuskel, der uns am Leben erhält.

HIT lässt den Herzmuskel größer und effizienter werden. Nach HIT braucht der Herzmuskel weniger Sauerstoff für die Verrichtung der gleichen Menge an Arbeit. Kurz gesagt, HIT führt zu einem größeren, stärkeren Herzen.

Dies ist wichtig, weil eine der wichtigsten Befürchtungen hinsichtlich HIT darin besteht, dass es einen Herzinfarkt oder Schlaganfall auslösen könnte. Tatsächlich gibt es gute Beweise, dass HIT das Risiko dafür *verringert* und sogar die Genesung nach einem Herzinfarkt beschleunigt. Es ist ein vielversprechender, aber immer noch umstrittener Forschungsbereich, auf den ich noch zurückkommen werde.

Fast Fitness und Fett

Ein weiterer Vorteil der Mitochondrien besteht darin, dass sie Fett verbrennen. Wenn HIT für mehr Mitochondrien sorgt, sollte es zu gesteigerter Fettverbrennung führen. Gibt es dafür Beweise? Sehen wir uns noch einmal die australische Studie an, in der 45 Frauen zwei randomisierten Gruppen zugeteilt wurden, entweder für dreimal 40 Minuten Rad fahren mäßiger

Intensität pro Woche oder für drei 20-minütige Einheiten Rad fahren mit intermittierenden Phasen höherer Intensität[6].

Die Frauen, die der Gruppe mit hoher Intensität zugeteilt worden waren, wurden angewiesen, acht Sekunden Sprint mit zwölf Sekunden sanftem Radfahren abzuwechseln. Sie begannen mit fünf Minuten und steigerten sich auf bis zu 20 Minuten pro Einheit.

Nach 15 Wochen waren beide Gruppen fitter geworden, was die aerobe Fitness oder VO_2max betrifft, aber nur die Gruppe mit hochintensivem Training hatte auch Gewicht verloren, im Schnitt 2,5 Kilogramm. Die Schwankungsbreite war jedoch sehr groß. Einige Frauen nahmen bis zu acht Kilo ab, andere kaum. Sehr wenig abgenommen hatten jene Frauen, die von vornherein schlank waren. Je größer das Übergewicht zu Beginn der Studie, desto mehr Fett wurde abgebaut.

Allerdings nahmen die Frauen in der Gruppe, die das Radfahren mit mäßiger Intensität betrieben hatten, sogar an Gewicht zu, obwohl sie doppelt so viel Zeit auf dem Fahrrad verbracht hatten, das heißt, ihr Körperfettanteil war gewachsen.

Besonders erfreulich war die Erkenntnis, dass die Frauen mit HIT Fett nicht nur an den Oberschenkeln verloren hatten, wie man vielleicht annehmen würde, sondern auch am Bauch. Die Verringerung des Bauchfetts ging mit einer Reduktion des Nüchterninsulins um 31 Prozent einher.

Wenn Sie sich nun fragen, ob das Gleiche auch für Männer gilt: Das Forscherteam führte eine ähnliche Studie mit übergewichtigen jungen Männern durch. 46 inaktive, übergewichtige junge Männer im Alter von etwa 25 Jahren absolvierten pro Wo-

che drei 20-minütige Einheiten auf einem Heimtrainer. Wie die
Frauen sollten sie nach einer kurzen Aufwärmphase acht Sekunden Sprint mit zwölf Sekunden mäßigen Tempos abwechseln.
Ihre Herzfrequenz sollte während des Sprints bei rund 80 bis
90 Prozent der maximalen Herzfrequenz liegen. Bei Männern
dieses Alters wären das etwa 160 Schläge pro Minute[7].

Nach sechs Wochen hatte sich der Körperfettanteil nicht sonderlich verändert, was vermutlich ziemlich entmutigend für die
Teilnehmer war. Dann jedoch kamen die Dinge in Bewegung.
Nach zwölf Wochen hatte die aerobe Leistungsfähigkeit der jungen Männer um 15 Prozent zugenommen, und sie hatten im
Durchschnitt zwei Kilo Fett verloren. Besonders positiv war,
dass ein großer Teil dieses Fetts aus dem Bauchraum stammte
(das viszerale Fett war um 17 Prozent reduziert), und dass die
Männer deutlich an Muskelmasse zugelegt hatten. Im Vergleich
zu den australischen Frauen, die ein ähnliches Programm absolviert hatten, legten die Männer weit mehr Muskelmasse zu, besonders an den Oberschenkeln. Und sie hatten das in weniger
Zeit geschafft, denn diese Studie wurde nur für einen Zeitraum
von zwölf Wochen durchgeführt, nicht 15.

In einer anderen Studie der Universität Ontario[8] wurden zehn
Männer und zehn Frauen zufällig in zwei Gruppen eingeteilt,
die entweder HIT oder längeres Laufen dreimal pro Woche sechs
Wochen lang absolvieren mussten. Anders als die australischen
Studienteilnehmer, die acht Sekunden intensives Radfahren
mit zwölf Sekunden mäßigem Tempo abwechselten, sollte diese
Gruppe vier bis sechs Sprints von 30 Sekunden mit jeweils vier
Minuten Erholung dazwischen absolvieren. Die Kontrollgruppe

sollte 60 Minuten lang gleichmäßig auf dem Laufband laufen, mit einem Puls von etwa 65 Prozent der Maximalfrequenz. Am Ende der Studie hatte die Kontrollgruppe etwas Körperfett verloren, bei der HIT-Gruppe hingegen war es mehr als doppelt so viel, und zwar beeindruckende 12,4 Prozent ihres Körperfetts. Und sie hatten dies in einem Bruchteil der Zeit geschafft.

Warum wird durch HIT mehr Fett verbrannt?

* Wenn Sie die Intensität eines Workouts steigern, wächst die Stoffwechselaktivität im Muskel, und da Muskelgewebe effizient Fett verbrennt, erhöht sich auch der Gesamtkalorienverbrauch. Dies geschieht vor allem, weil HIT die Muskelzellen neue und aktivere Mitochondrien produzieren lässt, kleine Kraftwerke, die Fett in Energie und Wärme verwandeln. Die Mitochondrien verbrennen Fett nicht nur während des Trainings, sondern auch noch einige Zeit danach, während die Muskeln sich erholen.

* Die metabolische Belastung durch HIT führt auch zu einem enormen Anstieg der Produktion von sogenannten Katecholaminen – Hormonen wie Adrenalin und Noradrenalin –, die zu einer gesteigerten Fettverbrennung führen. Wie Dr. John Babraj und Dr. Ross Lorimer in ihrem Buch *The High Intensity Workout* ausführen: »Adrenalin und Noradrenalin sind nach einer hochintensiven Trainingseinheit um bis zu 1450 Prozent erhöht. Die Reaktion fällt um ein Vielfaches stärker aus als bei stetigem Training wie Joggen oder Radfahren.«

★ Warum führt HIT also zu Fettabbau im Bauch? Das liegt zum einen daran, dass sich im Bauchfett mehr Katecholamin-Rezeptoren befinden als im Unterhautfettgewebe. Wenn also nach einer intensiven HIT-Phase die Anzahl der Katecholamine ansteigt, zielen diese auf das Bauchfett ab und erhöhen so die Freisetzung von Fett aus viszeralen Fettdepots.

★ Katecholamine aktivieren auch braunes Fett (siehe Kasten unten), das Energie eher verbrennt als speichert.

★ Hochintensives Training scheint auch im Vergleich zum Training niedriger Intensität den Appetit deutlich stärker zu unterdrücken.

Braunes Fett

Vor mehr als 30 Jahren sah ich eine naturwissenschaftliche Dokumentation über sogenanntes braunes Fett. Im Gegensatz zu normalem Fett enthält braunes Fett deutlich mehr Mitochondrien, aus diesem Grund ist es braun. Braunes Fett findet sich besonders bei Neugeborenen und bei Winterschläfern. Es dient vor allem der Wärmeerzeugung. Im Gegensatz zum weitaus bekannteren gelblich-weißen Körperfett, das überschüssige Kalorien speichert, bewirkt braunes Fett genau das Gegenteil. Es verbrennt Kalorien. Wird es »aktiviert«, erzeugt braunes Fett etwa 300 Mal mehr Wärme als jedes andere Organ im Körper.

In den 1980er-Jahren dachte man, die Aktivierung des

braunen Fetts wäre eine Möglichkeit, das Problem der Fettleibigkeit zu lösen. Diese Rechnung ging jedoch nicht auf. Zwar wusste man bereits seit einiger Zeit, dass Babys Ablagerungen von braunem Fett um ihre Schulterblätter herum aufweisen, die ihnen helfen, ihre Körpertemperatur konstant zu halten (bei Babys funktioniert das Kältezittern noch nicht gut), doch die Wissenschaftler konnten bei Erwachsenen kein braunes Fett finden. Daraus schlossen sie, dass braunes Fett in der Kindheit verschwindet, sobald es nicht mehr benötigt wird. Das Interesse an braunem Fett schwand. Nun ist es dank technischer Fortschritte wieder gestiegen.

In den vergangenen zehn Jahren fanden Forscher mit PET/CT-Untersuchungen Spuren von braunem Fett bei Erwachsenen, vor allem am oberen Rücken, seitlich am Hals, in der Vertiefung zwischen dem Schlüsselbein und der Schulter sowie entlang der Wirbelsäule. Nicht viel, aber genug, um sich näher mit dieser Thematik zu beschäftigen.

Es zeigt sich, dass Frauen im Vergleich zu Männern mehr braunes Fett aufweisen. Auch findet man es bei schlanken Menschen eher als bei Übergewichtigen, wenn man auch noch nicht genau weiß, warum. Es gilt heute als erwiesen, dass braunes Fett auch im Erwachsenenalter vorhanden ist, und dass es einige Möglichkeiten gibt, es zu aktivieren. Was wir noch nicht wissen, ist, wie groß oder wie signifikant dieser Effekt ausfällt.

Hochintensives Training führt zu einer erhöhten Ausschüttung von Hormonen wie Noradrenalin, von dem man weiß, dass es braunes Fett aktiviert. Auch Kälte regt das braune Fett an, etwas mehr Kalorien zu verbrennen. Mittels Wärmebildtechnik zeigten Forscher am Queen's Medical Centre der Universität Nottingham, dass das Eintauchen der Hände in einen Eimer mit kaltem Wasser das braune Fett zur Kalorienverbrennung aktivieren kann. Auch Training bei Kälte kann diese Fettverbrennung in Gang setzen – ein Grund mehr, an einem kalten Winterabend die Heizung zurückzudrehen und einen Spaziergang zu machen.

HIT und Appetit

Jede Form von Bewegung führt zu einem gewissen Maß an Fettverbrennung. Wie wir jedoch bereits gesehen haben, folgt daraus kein Gewichtsverlust, wenn nicht gleichzeitig auch die Kalorienzufuhr verringert wird. Und wie wirkt sich HIT auf den Appetit aus?

In einer Studie aus dem Jahr 2011[9] sollten 15 fettleibige französische Jugendliche einige Tage in einer Stoffwechselkammer verbringen, einem Raum, der mit Bett, Fernseher, WC, Fahrradergometer und nicht viel mehr ausgestattet war. Die Wissenschaftler konnten sehr gut beobachten, was die Jugendlichen taten und was mit ihrem Stoffwechsel geschah.

Um 8 Uhr begaben sich die Jugendlichen in die Kammer und nahmen ein genau definiertes Frühstück zu sich. Ein paar Stunden später sollten sie eine Trainingseinheit hoher oder niedriger Intensität auf dem Fahrrad absolvieren (abwechselnd an einem Tag hoch, an einem Tag niedrig). Egal, ob sie mit hoher oder mit niedriger Intensität radelten, die Jugendlichen mussten durchhalten, bis sie genau 330 Kalorien verbrannt hatten.

30 Minuten nach dem Workout konnten sie sich an einem Mittagsbuffet bedienen. Buffets sind beliebt zu Forschungszwecken, weil die Menschen sich selbst bedienen und nicht von angebotenen Portionsgrößen beeinflusst werden.

Nach dem Mittagessen sollten die Jugendlichen für den Rest des Tages untätig sein, bevor sie sich zum Abendessen wieder am Buffet bedienen durften. Im Anschluss daran gingen sie schlafen. Die Jugendlichen führten Aufzeichnungen, die zeigten, dass sie weder einen Unterschied hinsichtlich ihres Appetits nach den unterschiedlichen Trainingsformen bemerkten noch bewusst die Menge ihres Essens änderten. Dennoch aßen sie an den Tagen hochintensiven Trainings signifikant weniger zu den beiden Buffetmahlzeiten als nach dem Training niedriger Intensität. Zu Mittag aßen sie beispielsweise nach hochintensivem Training 10 Prozent weniger als nach einer weniger intensiven Einheit. Noch bemerkenswerter fiel das Abendessen aus, wobei sie 20 Prozent weniger Nahrung zu sich nahmen als an einem weniger aktiven Tag.

Die Erkenntnisse aus dieser Studie stimmen mit anderen Forschungsergebnissen überein, wonach die Wirkung des hochintensiven Trainings auf den Appetit nach etwa sieben Stunden am größten ist.

HIT scheint also den Appetit zu verringern, zumindest vorübergehend. Leider klingt die Wirkung von HIT auf den Appetit auch schnell wieder ab. Am nächsten Morgen (20 Stunden nach dem Workout) aßen die Jugendlichen unverändert viel zum Frühstück – ganz egal, ob sie am Vortag trainiert hatten oder nicht.

Die Urheber dieser besonderen Studie vermochten nicht vollständig zu erklären, warum Training hoher Intensität den Appetit unterdrückt. Sie vermuten, es könnte mit seiner Wirkung auf jene Hormone zusammenhängen, die unseren Appetit regulieren, wie PYY (siehe Kasten »HIT und Hungerhormone« auf Seite 79), Glucagon-like Peptide 1 oder Leptin. Sie bestreiten auch nicht, dass »noch Fragen offen sind, ob die Appetit mindernde Wirkung von HIT bei längerem Training aufrechterhalten bleibt«.

Führt HIT nun also zu einer langfristigen Unterdrückung des Appetits? Die kurze Antwort lautet: Wir wissen es nicht. Es gibt noch nicht genug Langzeitstudien zu dem Thema. Doch die Ergebnisse aus den beiden bereits erwähnten australischen Studien, die jeweils drei Monate lang durchgeführt wurden und einen signifikanten Fettabbau durch HIT nachwiesen, deuten darauf hin.

Interessant ist, dass eine andere australische Forschergruppe nachweisen konnte, dass der Appetit umso länger unterdrückt wird, je intensiver das Training ausfällt. Sie ließen übergewichtige junge Männer zwischen Anfang zwanzig und Mitte dreißig 30 Minuten lang auf einem Zimmerfahrrad abwechselnd eine

Minute mit hoher Intensität und vier Minuten in mäßigem Tempo radfahren.

Dieses Mal kam jedoch ein vierter Tag hinzu, an dem die Männer eine viel anspruchsvollere Version von HIT absolvieren mussten, 15 Sekunden Radfahren mit maximaler Anstrengung, gefolgt von einer Minute Erholung, und das eine halbe Stunde lang. Dies wurde als »very high intensity« oder VHI bezeichnet.

Nach jeder Einheit erhielten die Männer eine Flüssigmahlzeit mit 300 Kalorien. Eine Stunde später bot man ihnen Haferbrei an, von dem sie so viel essen konnten, wie sie wollten, bis sie »angenehm satt« waren.

Die Ergebnisse, publiziert im *International Journal of Obesity*, zeigten[10], dass die jungen Männer nach dem Training mit hoher (621 Kalorien) und mit sehr hoher Intensität (594 Kalorien) weniger Kalorien zu sich nahmen als nach mäßigem Training (710 Kalorien).

Noch besser mag es klingen, dass die Männer am Tag *nach* dem Workout höchster Intensität weniger Kalorien verzeichneten (2000 Kalorien) als nach der mäßigen Trainingseinheit (2300 Kalorien) oder der Erholung (2600 Kalorien). Wie bereits erwähnt lässt dies den Schluss zu, dass die Appetitunterdrückung nach Trainingseinheiten mit extrem hoher Intensität deutlich länger anhält – bis weit in den nächsten Tag hinein.

Außerdem fand man signifikante Unterschiede im Blut der Teilnehmer. So war beispielsweise der Spiegel des »Hungerhormons« Ghrelin nach intensivem Training deutlich niedriger als nach mäßigem Training, während die Werte von Appetit reduzierendem Laktat höher ausfielen.

Positiv anzumerken war zudem, dass die Männer, wenngleich das HIT mühsam war, die anstrengendere Version des Trainings genossen hatten.

HIT und Hungerhormone

Einer der spannendsten Bereiche der klinischen Forschung zum Thema Gewichtsabnahme ist die Untersuchung jener Hormone, die der Körper produziert, um den Appetit zu steuern – manchmal auch als »Hungerhormone« bezeichnet. **Ghrelin** – ein von speziellen Zellen im Magen produziertes Hormon – scheint beispielsweise den Appetit zu erhöhen, während die Hormone Leptin und Peptid YY (auch als PYY bezeichnet) ihn reduzieren.

Viele Studien konnten nachweisen, dass Ghrelin (ich nenne es das GIERIGE Hormon) vor einer Mahlzeit ansteigt und fällt, wenn Sie gegessen haben. Während man abnimmt, ist der durchschnittliche Ghrelinspiegel auch meist erhöht, was uns mehr essen und wieder zunehmen lässt – ärgerlich! Auch Schlaflosigkeit lässt den Ghrelinspiegel steigen – ein Grund, warum chronischer Schlafmangel zu Gewichtszunahme führen kann.

Wir wissen, dass intensives Training den Ghrelinspiegel senkt. Was wir noch nicht wissen, ist, wie lange die Wirkung anhält und ob sich der Körper im Laufe der Zeit anpasst.

Auch **Leptin** wurde bereits genauestens untersucht. Im Gegensatz zu Ghrelin mindert es den Appetit. Betrachten Sie es als das SCHLANK-Hormon. Leptin wird im Fettgewebe erzeugt und steuert den Appetit über den Hypothalamus, einen Abschnitt des Gehirns, durch Unterdrückung der Hungersignale. Einige Zeit hoffte man, dass eine einfache Injektion von Leptin den Appetit bei fettleibigen Patienten unterdrücken und das Fett hurtig dahinschmelzen lassen würde. Leider entpuppten sich die Dinge als wesentlich komplizierter.

Die Forscher stellten bald fest, dass es den meisten Fettleibigen nicht an Leptin fehlt. Ganz im Gegenteil. Sie weisen oft sogar extrem hohe Leptinwerte auf. Bei Fettleibigkeit scheinen die Zellen unempfindlich für Leptin zu werden, worauf der Körper durch Mehrproduktion reagiert. In dieser Hinsicht erinnert es an den Insulinspiegel, der ebenfalls tendenziell ansteigt, wenn Menschen fettleibig werden und der Körper immer weniger darauf reagiert.

In der bereits erläuterten australischen Studie stellten die Forscher fest, dass sowohl der Insulin- als auch der Leptinspiegel signifikant abfiel, als die Frauen mithilfe von HIT Gewicht verloren und fitter wurden. Bei den Frauen mit stetigem Training niedriger Intensität gab es hingegen keine Veränderungen.

Meine HIT-Reise

Als ich erstmals von HIT hörte, war ich skeptisch, aber neugierig. Mir gefiel die Vorstellung, ich könnte mit wenig Zeitaufwand fit werden. Ganz besonders mochte ich den Gedanken, ich könnte die Insulinwirkung verbessern, denn mein Vater war an den Folgen von Diabetes gestorben, und ich sah mich ebenfalls gefährdet.

Als HIT-Form wählte ich zunächst drei 20 Sekunden-Einheiten, dreimal pro Woche, für einen Zeitraum von vier Wochen. Mein Betreuer, Professor Jamie Timmons von der Universität Loughborough, versicherte mir, dass ein solches Programm üblicherweise zu einer um etwa 25 Prozent besseren Insulinwirkung und einer um etwa 10 Prozent erhöhten VO_2max führt. Er gab mir auch zu bedenken, dass es sich dabei um Durchschnittswerte handelte, was bedeutete, dass ich mehr, aber auch deutlich weniger erreichen konnte.

Ehe Jamie mir sein kurzes, aber heftiges Programm verordnete, bestimmte er meine Glukosetoleranz und meine VO_2max. Ich fand mich nüchtern im Labor ein und nahm 15 Teelöffel Zucker in flüssiger Form zu mir. Es schmeckte widerlich. Dann musste ich mich hinlegen, während mir zwei Stunden lang alle zehn Minuten Blut abgenommen wurde.

Jamie brachte mir die Ergebnisse. Ich konnte an seinem Gesicht erkennen, dass sie nicht besonders gut ausgefallen waren.

»Die Werte sind nicht perfekt«, sagte Jamie. »Der Blutzucker stieg nach all dem Zucker an und sank dann langsam ab, bis knapp unter den Grenzwert für gestörte Glukosetoleranz, wie wir das nennen. Du bist also knapp im gesunden Bereich. Aber wirklich nur ganz knapp.«

Mit dieser beunruhigenden Erkenntnis in meinem Kopf setzte ich mich auf ein Zimmerfahrrad für die Bestimmung meiner VO_2max. In den folgenden 20 Minuten ging ich an meine absoluten Grenzen und hoffte, dass diese Ergebnisse ermutigender sein würden. Mein VO_2max-Wert, 37 ml /(kg/min) – Milliliter Sauerstoff pro Kilogramm Körpergewicht pro Minute – war nicht gerade hervorragend, aber zumindest annehmbar. Ich hätte »Weltklasse« vorgezogen, musste mich aber mit »recht gut für Ihr Alter« begnügen.

Mit diesen Werten startete ich mit HIT auf einem speziellen Trainingsfahrrad, das Jamie mir lieh. In den nächsten vier Wochen strampelte ich mir auf diesem Fahrrad an drei Tagen pro Woche exakt eine Minute lang mein kleines Herz aus dem Leib. Ich genoss die Kürze, aber auch die Herausforderung, und ich merkte, dass auch 20 Sekunden Vollgas mit Widerstand die Oberschenkel brennen lassen.

Nur um zu sehen, ob es möglich wäre, versuchte ich manchmal, die Sprints in Anzug und Krawatte zu absolvieren. Es war in Ordnung, denn das eigentliche Workout war so kurz, dass mir nie unangenehm heiß wurde, der Schweiß hielt sich in Grenzen.

Vier Wochen später fand ich mich abermals im Labor ein. Ich goss das widerlich süße Getränk hinunter und verausgabte mich auf dem Fahrradergometer bis an meine Grenzen.

Nun war es Zeit für die Resultate. Es gab gute und schlechte Neuigkeiten. Die gute Nachricht war, dass meine Insulinwir-

kung um bemerkenswerte 25 Prozent gestiegen war, genau wie
es Jamie vorhergesagt hatte. Ich war begeistert und fragte mich,
wie es zu einer solchen Veränderung gekommen war. Jamie ver-
mutet, dass HIT auch auf die Glykogenspeicher wirkt, die im
Muskel gespeicherte Glukose. »Entscheidend bei dieser Trai-
ningsform ist, dass sie durch ihre Intensität tatsächlich die Gly-
kogenvorräte im Muskel aufbraucht, und das ist ein Signal des
Muskels an den Blutstrom, mehr Glukose aufzunehmen. Im
Gegensatz zum Gehen oder Joggen, wobei vielleicht nur 20 bis
30 Prozent des Muskelgewebes aktiviert werden, sind es hier
70 bis 80 Prozent. Der Blutzucker aus einer Mahlzeit verschwindet gewissermaßen in einem weitaus größeren Loch.«

Das war die gute Neuigkeit. Die erhöhte Insulinwirkung deutete darauf hin, dass ich mein Risiko für Diabetes vorerst reduziert hatte.

Ich und mein Blutzucker

Wenn man nicht dranbleibt, lassen die Vorteile des Trainings nach, unabhängig von der Art des Trainings. Um
herauszufinden, wie schnell das ging, hörte ich Anfang 2012
mit HIT auf. Innerhalb weniger Monate waren meine Blutzuckerwerte wieder auf dem alten Niveau – an der Grenze
zur Diabetes.

An diesem Punkt beschloss ich, anstatt wieder mit HIT zu
beginnen, mich selbst zum Gegenstand einer weiteren Do-

kumentation zu machen, in der ich IF, intermittierendes Fasten, testete. Wie ich es in meinem Buch *The Fast Diet* beschreibe, nahm ich mit diesem Programm neun Kilogramm ab, größtenteils Fett, und mein Blutzucker normalisierte sich wieder.

Mittlerweile halte ich mein Gewicht und meine besseren Blutzuckerwerte mit einer Kombination von intermittierendem Fasten und *Fast Fitness*.

Tja, und die schlechte Nachricht war, dass ich mich auf dem Fahrradergometer zwar länger und härter fordern konnte als bei der ersten Messung, meine aerobe Fitness sich jedoch nicht wesentlich verbessert hatte. Obwohl ich mich genau an das Programm gehalten hatte, waren mein Herz und meine Lunge offenbar nicht besser in Form als vor Beginn des HIT.

Jamie hatte mich zwar vor einer solchen Erfahrung gewarnt, aber ich empfand es dennoch als Schock.

Warum verbesserte HIT meine aerobe Fitness nicht im selben Maß wie die Insulinwirkung? Warum funktioniert das bei manchen Menschen besser als bei anderen? Die Antwort scheint, wie so häufig, in den Genen zu liegen.

Genetik und Training

Wie ich zu Beginn dieses Kapitels geschrieben habe, ist die Überzeugung weit verbreitet, dass man umso fitter wird, je mehr man trainiert. Wie bei Training und Gewichtsverlust erscheint der Zusammenhang so selbstverständlich, so grundvernünftig, dass es reiner Wahnsinn wäre, etwas anderes zu behaupten. Wenngleich ich nie Mitglied des Olympiakaders sein oder die Meile in weniger als zehn Minuten laufen werde, möchte ich doch sicher durch regelmäßiges Trainieren Herz und Lunge kräftigen und meine Lebenserwartung um Jahre erhöhen. Leider ist das Leben nicht immer fair.

»Wir wissen bereits seit einiger Zeit«, so Jamie, »dass es große Unterschiede dabei gibt, ob jemand auf ein Trainingsprogramm anspricht oder nicht, und dass es keine Garantie dafür gibt, mit irgendeinem Programm positive Effekte zu erzielen.«

Es gibt in der Tat einige Studien, die nachweisen, dass das Maß, in dem Menschen von Training profitieren, von Mensch zu Mensch sehr verschieden sein kann. In einer neueren Studie aus Finnland[11] wurden 175 untrainierte Freiwillige mittleren Alters (89 Männer und 86 Frauen) gebeten, ein 21-wöchiges Trainingsprogramm zu absolvieren. Dabei handelte es sich entweder um Krafttraining (Gewichtheben) zweimal pro Woche, Ausdauertraining zweimal pro Woche oder um ein kombiniertes Workout aus Kraft- und Ausdauertraining viermal pro Woche.

Die Studienteilnehmer wurden sorgfältig überwacht, um

sicherzustellen, dass sie auch tatsächlich trainierten, und jeweils vorher und nachher gründlich untersucht, wobei Werte wie VO_2max und Muskelkraft gemessen wurden.

Die Ergebnisse fielen, vorsichtig ausgedrückt, durchwachsen aus. Bei einigen Personen verbesserte sich die aerobe Fitness um beachtliche 42 Prozent, während andere tatsächlich weniger fit wurden – ihre VO_2max sank um 8 Prozent.

Noch größer war die Bandbreite beim Krafttraining, wo einige ihre Leistung um 87 steigerten und andere am Ende um 12 Prozent weniger bewältigten als am Anfang.

Wäre dies die einzige Studie zum Thema, könnte man vielleicht annehmen, die Ergebnisse wären zufällig entstanden oder einige der Teilnehmer hätten sich nicht wirklich angestrengt. Aber es gibt eine ganze Reihe von Studien, die ähnliche Ergebnisse hervorbrachten. Das Phänomen fand bislang noch nicht viel Beachtung, weil Wissenschaftler dazu neigen, alle Daten in einen Topf zu werfen und durchschnittliche Ergebnisse zu errechnen. Anomalien werden oftmals ignoriert und als zufällige Ausreißer betrachtet.

Diese und andere Studien legen jedoch nahe, dass es große Unterschiede darin gibt, inwieweit Menschen auf eine bestimmte Art von Training ansprechen – vom sogenannten Super-Responder an einem Ende des Spektrums, der von regelmäßiger Bewegung enorm profitiert, bis zum Non-Responder, der wahrscheinlich kaum Vorteile erzielt, am anderen Ende.

Wie wissen Sie, ob Sie ein Super-Responder oder ein Non-Responder sind?

Die verlässlichste Methode, diese Frage zu beantworten, wäre es, exakt dasselbe zu tun, was die Teilnehmer der finnischen Studie getan haben: sich den erforderlichen Tests unterziehen und dann 21 Wochen hartes Training absolvieren. Auf diese Weise könnten Sie herausfinden, an welchem Ende des Spektrums Sie sich befinden. Die andere Möglichkeit ist eine Blutuntersuchung.

Als Jamie und seine Mitarbeiter die Gründe für die Unterschiede hinsichtlich des Ansprechens auf das Training untersuchten, entdeckten sie, dass bei aerober Fitness ein Großteil des Unterschieds auf den genetischen Code in nur elf Genen zurückzuführen ist. Auf der Grundlage dieser Erkenntnis entwickelten sie einen genetischen Test, mit dem sich, wie sie behaupten, genau vorhersagen lässt, wie gut eine Person auf Bewegung ansprechen wird.

Vor Beginn meines HIT-Programms nahm Jamie eine Blutprobe und schickte sie zum DNA-Test. Er teilte mir die Ergebnisse erst mit, nachdem ich vier Wochen lang HIT betrieben hatte.

Als ich die anschließenden Tests absolviert und mich enttäuscht gezeigt hatte, dass meine aerobe Fitness sich nicht in dem Ausmaß verbessert hatte, wie ich es erwartet hätte (auf Basis der Studien hätte ich mir mindestens 10 Prozent Verbesserung erhofft), rückte Jamie mit den Ergebnissen der genetischen Tests heraus. Sie waren nicht gut ausgefallen. Aus seiner Perspektive als Forscher jedoch fielen sie sehr gut aus.

Unter den mehr als 700 Menschen, die sie damals getestet hatten, gehörten meine Werte bei Weitem zu den niedrigsten. Ich hatte die wenigsten »positiven« Versionen der Gene, die die Verbesserung bei VO₂max zu fördern scheinen. Sobald er meine Ergebnisse sah, war Jamie überzeugt, dass ich ein Non-Responder sein würde, wenn es um die Verbesserung der aeroben Fitness ging. Er sollte Recht behalten.

Als Mensch hätte er mir sicher gerne bessere Nachrichten überbracht, aber als Wissenschaftler fühlte er sich in seiner Vorhersage genauestens bestätigt.

Ich war natürlich zutiefst enttäuscht, aber auch nicht völlig überrascht. Ganz tief in meinem Inneren hatte ich wohl immer gewusst, dass Bewegung bei mir nicht dasselbe bewirkt, was sie bei vielen anderen Menschen zu bewirken scheint.

So weit, so gut – ich glaube nicht, dass Gene Schicksal sind, also betrachte ich solche Testergebnisse mit einer gesunden Portion Skepsis. Jamies Test ist sicher genauer als die meisten anderen, aber sicher auch nicht zu 100 Prozent.

Es besteht kein Zweifel, dass in Zukunft viel mehr Gentests verkauft werden, Tests, die nicht nur vorherzusagen versuchen, ob Sie ein Responder oder Non-Responder sind, was Ihre aerobe Fitness angeht, sondern auch, ob Training Ihre Glukosetoleranz verbessern wird, oder ob Sie über jene Gene verfügen, durch die Gewichtheben eine Stärkung der Muskeln bewirkt. Einige dieser Gentests sind nützlich, während andere von sehr geringem prognostischen Wert sein dürften.

Manche Wissenschaftler stehen dieser Entwicklung bereits mehr als skeptisch gegenüber; nicht nur, weil sehr viel Wir-

bel darum entstehen wird, sondern auch weil Menschen, die
mit solchen leicht zugänglichen Tests feststellen, dass sie Non-
Responder sind, sich dann überhaupt nicht mehr sonderlich bewegen werden.

Ich halte das für unwahrscheinlich, denn selbst wenn Sie in
einem bestimmten Aspekt ein Non-Responder sind, werden Sie
hoffentlich in einem anderen Bereich auf Bewegung ansprechen.
Ich werde sicherlich nie ein rekordverdächtiger Langstreckenläufer werden, aber ich freue mich, dass mein Training solch eine
positive Wirkung auf meinen Insulinspiegel hat. Und obwohl
ich so etwas wie ein Trainingsmuffel bin, habe ich doch entdeckt, dass *Fast Fitness* ein gesundes Wohlbefinden erzeugt und
mir hilft, mein Gewicht zu halten.

Wie dem auch sei: Der Vorteil an einem Test, der 20 Prozent
der Bevölkerung sagt, dass sie Non-Responder sind, ist, dass der-
selbe Test dem Großteil der Bevölkerung das Gegenteil sagen
dürfte, und einigen wenigen Glücklichen (rund 20 Prozent der
Bevölkerung) sogar, dass sie von regelmäßigem Training enorm
profitieren werden. Bei Peta beispielsweise bestand eine hohe
Wahrscheinlichkeit, dass sie ein Super-Responder mit einer ein-
drucksvollen VO_2max war.

Petas DNA-Profil

Wie Michael begegnete ich der Welt der Fitness-DNA-Tests zunächst mit einiger Skepsis. Was konnten die Ergebnisse jemandem, der schon sein ganzes Leben trainierte, offenbaren, was er nicht ohnehin schon wusste?

Die Erfahrung sagte mir, dass ich wahrscheinlich ein Responder sein würde. Ich empfand mein Training seit jeher als leicht und lohnend, obwohl ich nicht zu den Menschen gehöre, die von Geburt an mit den sogenannten »Fast-Twitch-Muskelfasern« ausgestattet sind, die jemanden zu einem guten Kurzstreckenläufer, Hockeyspieler oder Springer machen. Ebenso wenig brachte ich die genetischen Voraussetzungen für tolle Muskeln durch viel Gewichttraining mit, doch ich hatte schon immer Freude an Ausdauertraining, wie etwa dem Langstreckenlauf, gehabt.

Es gibt mittlerweile mehrere Firmen, die solche DNA-Tests anbieten. Ich versuchte es mit zwei Tests der etablierteren Sorte und wurde mit aufschlussreichen Ergebnissen belohnt. Das erste Resultat besagte, ich würde in der Tat sehr gut auf aerobes Training ansprechen, am besten geeignet wären Ausdaueraktivitäten – eine Schlussfolgerung, die perfekt zu meinem Fitnesshintergrund passte.

Doch als ich eine Probe an die zweite Firma schickte, erfuhr ich, dass mein Ausdauerpotenzial gering und meine Fähigkeiten viel eher auf Krafttraining und Power-Sportarten wie Sprint, Gewichttraining und Basket- oder Fußball ausgerichtet waren – ich habe für keine dieser Sportarten je auch nur die geringste Begeisterung oder Eignung gezeigt, möchte ich dabei anmerken. Es könnte jetzt natürlich auch sein, dass ich verborgene Talente besitze – wenn Sie mich fragen: wohl eher nicht.

DNA-Tests stecken derzeit noch in den Kinderschuhen. Sie sind noch nicht völlig zuverlässig, und es kommt immer wieder zu widersprüchlichen Ergebnissen. Wenn sie jedoch, wie in Michaels Fall, helfen können, Defizite zu erklären, und Sie zu einer gezielten Ausrichtung Ihres Trainings motivieren, haben diese Tests sicherlich einen Wert. Sie besitzen das Potenzial eines nützlichen Hilfsmittels, das uns hilft zu begreifen, wie unterschiedlich Menschen auf Training reagieren.

Ist HIT unbedenklich?

Bei jeder Art von Training besteht ein gewisses Risiko, dass Sie damit Schaden anrichten, besonders wenn Sie zu Beginn nicht sonderlich fit sind. Die häufigsten Verletzungen sind Muskelzerrungen, die leider ziemlich schnell eintreten können, wie wir alle wissen.

Ich habe einige Schulsporttage besucht, als meine Kinder noch klein waren, anlässlich derer die Organisatoren leichtsinnigerweise beschlossen, ein »Väterrennen« zu veranstalten. Es ist immer dasselbe: Wir Väter machen brav mit, versuchen uns cool zu geben, fürchten aber insgeheim, als Versager dazustehen, oder hoffen verzweifelt zu gewinnen. Einige besonders ehrgeizige Väter kommen in Spike-Schuhen, die meisten erscheinen indes völlig unvorbereitet. Wir treten an in der Hoffnung, unsere Kinder nicht zu enttäuschen. Das Kommando ertönt, und wir sprinten los, schneller als es klug wäre.

Nach zehn Schritten geht mindestens einer der Väter zu Boden, wie von einem Schuss getroffen, und fasst sich an den hinteren Oberschenkel oder sogar an die Leiste. Ich habe diese Erfahrung selbst gemacht, bin auf dem Boden gelegen und habe nach Eis gerufen.

Eine Muskelzerrung ist schmerzhaft, aber natürlich nicht lebensgefährlich. Die einzig wirkliche Gefahr besteht darin, dass jemand, der in untrainiertem Zustand allzu kräftig loslegt, durch den unerwarteten Schock einen Herzinfarkt oder Schlaganfall erleidet. Diese Sorge vergrößert sich um das 20-fache, sobald Menschen über HIT nachdenken. Sie stellen sich dann einen verschwitzten, übergewichtigen Mann mit verstopften Arterien in Lycra-Radlerhosen vor, der sich aufs Fahrrad schwingt – und wumms, nach wenigen Tritten macht sein schlappes, überfordertes Herz nicht mehr mit, er kippt um, und zurück bleiben die trauernden Hinterbliebenen.

Ist diese Angst berechtigt? Wie wir im Kapitel »*Fast Fitness*: die Workouts« sehen werden, empfehlen wir Ihnen, langsam mit HIT zu beginnen, wenn Sie untrainiert sind. Ich würde jedem, der bezüglich seiner Gesundheit auch nur die geringste Besorgnis hegt, immer empfehlen, sich gründlich untersuchen zu lassen, bevor er irgendeine Art von Training beginnt.

Einer der Faktoren, die einen Herzinfarkt oder Schlaganfall verursachen könnten, ist ein dramatischer Anstieg des Blutdrucks. Das kann passieren, wenn Sie Gewichte heben oder Ähnliches, weniger wenn Sie aerob trainieren. Ihr Puls steigt bei HIT ziemlich drastisch, das kann das Herz belasten. Aus diesem Grund ist es wichtig, den Umfang des HIT allmählich zu steigern, damit Ihr Körper Zeit hat, sich entsprechend darauf einzustellen.

Der überzeugendste Grund für die Annahme, dass HIT auch für ältere oder untrainierte Menschen unbedenklich ist, besteht aber meiner Ansicht nach darin, dass HIT genau mit jenen Leuten getestet wurde, bei denen die Gefahr für einen Herzinfarkt besonders groß schien: jenen, die bereits einen Herzinfarkt erlitten hatten.

HIT und das Herz: gängige Weisheiten auf den Kopf gestellt

Als ich noch Medizinstudent war, ging man ganz allgemein davon aus, dass Menschen, die bereits einen Herzinfarkt erlitten hatten, in ihrem weiteren Leben extrem vorsichtig sein mussten. Man wies sie an, das Bett zu hüten, das Herz ruhen zu lassen, sich zu erholen. Lehrbücher aus den 1980er-Jahren sind sich einig darüber, dass »verringerte Aktivität für Patienten mit Herzinsuffizienz entscheidend ist«. Das war völlig einleuchtend – wer einen beinahe tödlichen Schock gehabt hatte, brauchte sicherlich Ruhe. Schließlich führten medizinische Forscher groß angelegte randomisierte Studien durch und erkannten allmählich, dass der einstige Rat doch nicht der beste war. Studien wie HF-ACTION, veröffentlicht 2009[12], wiesen nach, dass das Sterberisiko wesentlich größer ausfiel, wenn man im Bett blieb. Der gesunde Menschenverstand hatte sich getäuscht, die gängige Weisheit war auf den Kopf gestellt worden. Heute werden Ihnen die Ärzte empfehlen, sich so rasch wie möglich wieder zu bewegen, oft innerhalb von Tagen nach einem Herzinfarkt.

Es wurde also ein Paradigmenwechsel vollzogen, und ich vermute, dass es irgendwann auch beim Thema HIT zu einem solchen kommen wird. In den vergangenen zehn Jahren wurde in verschiedenen Ländern eine Reihe von Studien durchgeführt, die die Risiken und Vorteile des HIT bei Patienten mit Herzerkrankungen untersuchten – und HIT kam dabei stets gut weg.

In einer norwegischen Studie[13] verglichen Forscher das Risiko eines Herzinfarkts oder Schlaganfalls nach HIT oder Training mäßiger Intensität in einer Gruppe von Hochrisikopatienten.

Sie untersuchten 4846 Patienten, die sich wegen einer koronaren Herzerkrankung in Rehabilitationszentren befanden, und wiesen ihnen nach einer Aufklärung über die Risiken des Programms und deren Einverständnis nach dem Zufallsprinzip Training mit mäßiger Intensität oder HIT zu. Die Patientengruppe, die ein mäßiges Training wie Gehen oder Joggen absolvierte, investierte in ihr Training insgesamt 129 456 Stunden. Die HIT-Gruppe trainierte intensiver, absolvierte aber weit weniger Stunden, und zwar 46 364.

In insgesamt 175 820 Stunden Training erlitt ein Patient der Hochrisikogruppe einen tödlichen Herzinfarkt, und zwar in der Gruppe mit mäßigem Training. Zwei Patienten der HIT-Gruppe erlitten im Verlauf der Studie einen nicht tödlichen Herzinfarkt.

Die Forscher schlussfolgerten daraus, dass sogar bei Patienten mit zuvor bereits bestehenden Herz-Kreislauf-Erkrankungen die Risiken mäßigen oder intensiven Trainings gering sind, und dass »angesichts der erheblichen kardiovaskulären Anpassungen, die mit Training hoher Intensität einhergehen, derartiges Training für Patienten mit koronarer Herzerkrankung in Betracht gezogen werden sollte«.

Auch in einer Überblicksstudie aus dem Jahr 2012 mit dem Titel »High intensity interval training in cardiac rehabilitation« (»Hochintensives Intervalltraining in der kardialen Rehabilitation«) berücksichtigten die Autoren alle verfügbaren Studien zum Thema HIT bei Patienten mit koronarer Herzerkrankung oder Herzinsuffizienz. Sie schlossen daraus, dass »HIT unbedenklich und für Patienten besser verträglich zu sein scheint als kontinuierliches Training mittlerer Intensität (›moderate intensity continous exercise‹, MICE)«. Sie fahren fort, dass HIT dem Standardtraining überlegen sei, wenn es um Verbesserungen der Herzfunktion und Lebensqualität gehe.

Eine im Februar 2013[14] erschienene Überblicksstudie mit dem Titel »High intensity aerobic exercise in chronic heart failure« (»Hochintensives aerobes Training bei chronischer Herzinsuffizienz«) kam zu einem ähnlichen Ergebnis: »Intervalltraining mit hoher Intensität ist effektiver als kontinuierliches Training mittlerer Intensität (MICE), wenn es um die Verbesserung der Belastbarkeit bei Patienten mit Herzinsuffizienz geht.«

Hier sind eindeutig noch weitere Forschungen erforderlich, aber ich entnehme den bisher durchgeführten Studien, dass HIT – wie jede Form von aerobem Training – Ihr Risiko für einen Herzinfarkt oder Schlaganfall eher verringern wird, als die Ursache dafür zu sein. Allerdings gilt immer: Wenn Sie gesundheitliche Bedenken haben, sollten Sie mit Ihrem Arzt sprechen. Haben Sie diese nicht, ist es nun Zeit, die Turnschuhe zu schnüren. Im nächsten Kapitel wird Peta Ihnen zeigen, was Sie alles können!

Fast Fitness: Die Workouts

Das Tolle an *Fast Fitness* ist, dass es sich relativ leicht auch in den Alltag eines vielbeschäftigten Menschen integrieren lässt. Es handelt sich weniger um eine Vollzeitverpflichtung als um eine Ergänzung Ihrer Lebensweise. Wenn Sie möchten, können Sie *Fast Fitness* sogar in Ihrer Alltagskleidung absolvieren, ohne auch nur Turnschuhe anzuziehen, geschweige denn Sportkleidung. Ich selbst mache das nicht so, Michael aber schon. Die Tatsache, dass sich Fast Workouts auch in Anzug oder Rock und ohne Schwitzen durchführen lassen, zeigt, wie leicht sie in den Tagesablauf integriert werden können.

Ein weiterer Vorzug von *Fast Fitness* besteht darin, dass es viele verschiedene Ansätze umfasst – unterschiedliche Trainingsarten sind wichtig. Vielfalt stellt sicher, dass Sie stets bereit sein müssen, weil auf diese Weise Körper und Geist nie wissen, was sie als Nächstes herausfordert.

Wir haben unter dem Dach von *Fast Fitness* zwei Arten von Training mit völlig unterschiedlichem Zweck vereint – *Fast Fitness* und *Fast Strength*. Beide Trainingsarten sind extrem zeitsparend. Innerhalb dieser beiden Kategorien gibt es wiederum verschiedene Pläne. Entscheiden Sie sich für einen Plan, der zu Ihnen passt, aber wechseln Sie immer wieder ab.

Fast Fitness basiert auf HIT, das Ziel ist die Kräftigung des

Herz-Kreislauf-Systems sowie die Reduktion Ihres Diabetes-Risikos.

Für einen guten Muskeltonus und bessere Beweglichkeit empfehlen wir Ihnen *Fast Strength*. Diese Übungen kräftigen die Hauptmuskelgruppen, wobei Sie Ihr Körpergewicht einsetzen. Sie lassen sich in wenigen Minuten ausführen, ohne spezielle Geräte, ob zuhause, im Büro, im Hotelzimmer (Sie brauchen lediglich einen Stuhl und tolerante Nachbarn!) oder unterwegs beim Laufen oder Gehen (Voraussetzung ist allerdings eine leere Parkbank).

Je nachdem, wie viel Zeit Sie für Warm-up oder Cool-down benötigen, sind die meisten Einheiten von *Fast Fitness* und *Fast Strength* in weniger als zehn Minuten pro Tag erledigt.

Die entscheidende Regel bei HIT bzw. *Fast Fitness* lautet, nach Möglichkeit drei Einheiten pro Woche zu absolvieren, entweder als Teil eines anderen Trainingsprogramms (z. B. ergänzen Sie Joggen durch HIT), im Rahmen Ihrer Fahrt zur und von der Arbeit (Michael erledigt sein Programm oft während des Heimwegs mit dem Fahrrad) oder als selbstständiges Programm. Sie werden wahrscheinlich versucht sein, mehr zu tun. Tun Sie es nicht! Ihr Training wird dadurch nicht effektiver, vielmehr steigt das Risiko, dass Sie durch zu viel des Guten Schaden anrichten.

Bei *Fast Strength*-Übungen gestalten sich die Regeln flexibler. Jamie Timmons arbeitet dreimal pro Woche an seinen Hauptmuskelgruppen und zwar an den HIT-freien Tagen. Michael hingegen trainiert öfter, bis zu fünfmal pro Woche. Ich halte es übrigens genauso, und ich wechsle dabei sehr stark ab – bei schönem Wetter gönne ich mir einen kurzen Abstecher in den

nahen Park (siehe Park-Workout auf Seite 144). Im Idealfall sollten die *Fast-Strength*-Übungen nur jeden zweiten Tag durchgeführt werden, also maximal dreimal pro Woche. Versuchen Sie,
die Zusammenstellung der einzelnen Übungen zu variieren, um
möglichst viele verschiedene Körperteile zu trainieren.

Streben Sie eine gleichmäßige Aufteilung Ihrer Zeit auf *Fast
Fitness* und *Fast Strength* an – mit 50:50 liegen Sie eigentlich im-
mer richtig. Ein typisches Wochenprogramm für den Durch-
schnittssportler könnte daher aus je zwei Tagen *Fast Strength* und
Fast Fitness bestehen; für diejenigen, die über mehr Fitness und
Ehrgeiz verfügen, dürfen es drei Tage *Fast Fitness* und zwei Tage
Fast Strength sein.

Bevor Sie loslegen …

Warm-up und Cool-Down: Wie viel von allem, wenn überhaupt,
ist nötig? Dies sind sozusagen die Buchstützen jedes Trainings –
jene Fitnesskomponenten, welche die Gefahr von Verletzungen
und Müdigkeit stark verringern. Aber ist ein ausgiebiges Warm-
up und Cool-down wirklich so wichtig, wie uns jeder Personal
Trainer glauben machen will?

Das Warm-up:
Bei HIT gehen die meisten Studien von einem Warm-up von
zwei bis fünf Minuten mit vorsichtiger, Workout-spezifischer
Aktivität aus (etwa Gehen oder Laufen vor dem Sprinten,

Radfahren im Rahmen von *Fast Fitness* auf dem Fahrrad oder zügigem, aber nicht hastigem Schwimmen). Einige Forscher meinen, Sie brauchen weniger. Es gibt keine klaren Regeln.

Michael wärmt sich in nur einer Minute für seine Fahrradeinheiten auf, manchmal benötigt er sogar noch weniger Zeit. Ich ziehe fünf bis zehn Minuten für Lauf-Workouts vor. Das Warm-up sollte den Körper buchstäblich vorheizen, um die Durchblutung zu erhöhen, und die Muskeln lockern, um sicherzustellen, dass sie auf die folgenden Aktivitäten vorbereitet sind. Warme Muskeln können viel leichter Sauerstoff aus der Blutbahn filtern und lösen chemische Reaktionen für eine effizientere Energieproduktion aus. Keines der auf den folgenden Seiten beschriebenen Workouts sollte aber ohne Vorbereitung begonnen werden; wie viel Vorbereitung Sie allerdings betreiben, das bleibt weitgehend Ihnen überlassen.

Stretching

Es wird allgemein angenommen, dass eine statische Dehnung (wenn man eine Bewegung anhält, also etwa in der Vorbeuge die Zehen berührt) die Muskeln insgesamt biegsamer macht, sie auf die folgende Aktivität vorbereitet und das allgemeine Verletzungsrisiko verringert. Diese Annahme ist zwar weitverbreitet, scheint aber nicht auf harten Fakten zu beruhen. Die Art von Stretching, die die meisten von uns vor dem Training für angebracht halten – das Berühren der Zehen oder die Dehnung der hinteren Oberschenkel –, bringt keine offensichtlichen Vorteile und ist möglicherweise sogar schädlich.

Als Dr. Ian Shrier vom Centre for Epidemiology am Jewish

General Hospital in Montreal vor einigen Jahren für die Zeitschrift *The Physician and Sports Medicine Journal* die Beweislage zu Stretching vor dem Workout prüfte[1], stellte er fest, dass Stretching unmittelbar vor einer Einheit im Fitnessstudio sogar zu einer Reduktion der Muskelkraft führt. Der Effekt war gering und zeitlich begrenzt, aber bedeutend genug, um Shrier, einen ehemaligen Vorsitzenden der kanadischen Akademie für Sport- und Trainingsmedizin, zu der Empfehlung zu veranlassen, Stretching aus dem Warm-up zu streichen.

Es bleibt auch die Frage, ob Stretching Verletzungen reduziert. Die meisten Studien lassen vermuten, dass dem nicht so ist. Ein Artikel in *Sports Medicine*[2] liefert das einleuchtende Argument, dass man bei Sportarten mit viel Stop-and-Go (z. B. Fußball) durch Stretching Vorteile erzielen könnte; beim Laufen, Joggen oder Schwimmen existieren jedoch überzeugende Beweise, dass Stretching »nicht hilfreich für die Vorbeugung von Verletzungen« ist.

Wenn Sie dehnen möchten, bevor Sie loslegen, tun Sie es dynamisch, mit Bewegung, etwa Armkreisen oder Seitwärtsschritte. Dynamische Bewegungen senden eine Nachricht vom Gehirn zu den Muskeln: »Wir sind bereit für das Workout.« Statisches Dehnen hingegen löst eine hemmende Reaktion im Gehirn aus. Für Sportarten wie Fußball könnte dynamisches Dehnen etwa darin bestehen, ein wenig zu kicken und zu dribbeln.

Das Cool-down:

Weit weniger gut wurde bisher der Wert des Cool-down erforscht, und was uns an Forschungsarbeiten zur Verfügung steht, liefert kaum klare Ergebnisse. Nach einer intensiven Trainingseinheit sollte man aber nie vollständig aufhören, sich zu bewegen. Wenn Sie wirklich hart trainieren, pumpt das Herz wesentlich schneller, die Blutgefäße sind erweitert und Beine und Füße sind besser durchblutet. Wenn Sie allzu plötzlich aufhören, kann das Blut in den unteren Gliedmaßen versacken und so einen Schwindel auslösen.

Michael absolviert sein HIT hauptsächlich in Form von Radfahren. Er wendet etwa eine Minute auf, um seinen Blutdruck und Puls nach einer kräftigen Anstrengung wieder auf ein normales Maß zu reduzieren. Ich dagegen gönne mir nach einem Fast Workout gerne mindestens fünf Minuten derselben Aktivität in langsamerem Tempo. Ich finde, dadurch kommt alles wieder ins Gleichgewicht.

Der gefürchtete Muskelkater

Ein weiterer populärer Mythos besagt, dass Stretching beim Cool-down dem Muskelkater vorbeugt, weil es Milchsäure, eines der sogenannten Abfallprodukte des Trainings, aus dem Muskel spült. Einige Fitnessberater werden Ihnen erklären, dass die Ansammlung von Milchsäure Ihre Muskeln müde macht. Das ist jedoch blanker Unsinn.

Ja, anstrengendes Training führt durchaus zu einer vermehrten Produktion von Milchsäure, aber das liegt daran, dass Laktat in den Muskelzellen als Brennstoff verbraucht wird. Anders könnten Sie diese Leistung nicht erbringen. Die Schmerzen nach dem Training werden nicht durch eine Ansammlung von Milchsäure verursacht, sondern durch kleinere Schäden an Muskelfasern, und hier bewirkt Stretching rein gar nichts. Hier hilft nur Ruhe.

Im Rahmen einer australischen Studie, in der die Teilnehmer gebeten wurden, eine halbe Stunde rückwärts auf dem Laufband zu gehen, um Muskelsteifigkeit im Unterschenkel zu erzeugen[3], stellten die Forscher fest, dass ein Warm-up einen kleinen Unterschied im wahrgenommenen Muskelkater nach zwei Tagen ausmachte, zehn Minuten Cool-down hingegen rein gar nichts bewirkten. Ich persönlich dehne mich gerne am Ende eines Tages. Das hilft mir, mich zu entspannen und die Anspannung des Tages loszuwerden. Aber finden Sie selbst heraus, was Ihnen guttut.

Schmerzmittel

Eine kleine Warnung vorab: Sie könnten möglicherweise versucht sein, vor dem Training entzündungshemmende Mittel wie Aspirin oder Ibuprofen einzunehmen, um den danach folgenden Muskelkater zu mindern. Tun Sie das auf gar keinen Fall. Zahllose Studien zeigen, dass dies keineswegs Muskelkater vorbeugt, sondern vielmehr zu Magenblutungen und zum Übertritt von Bakterien aus dem Darm in die Blutbahn führen kann.

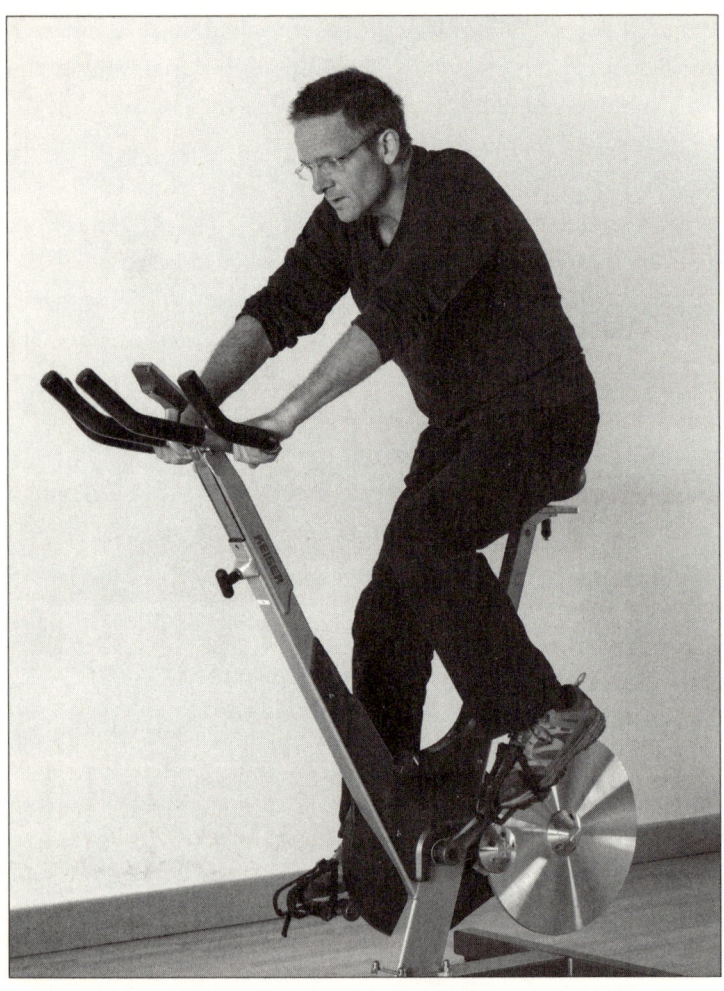

Ein Hometrainer eignet sich gut für HIT, weil man bei den modernen Fahrradergometern den Widerstand verstellen und so die Intensität verändern kann.

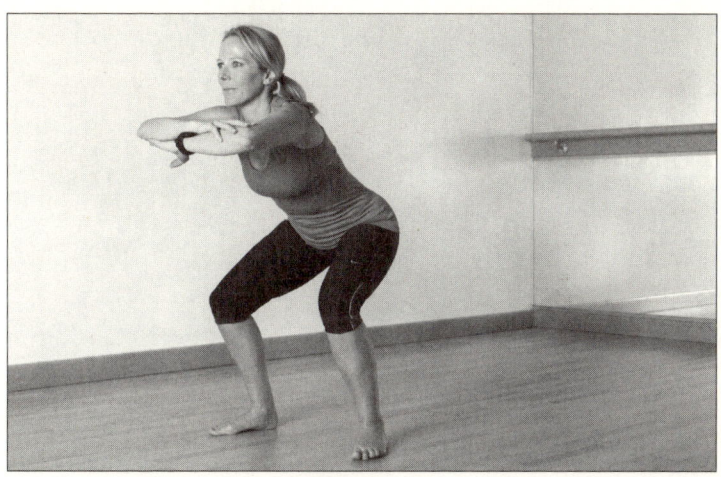

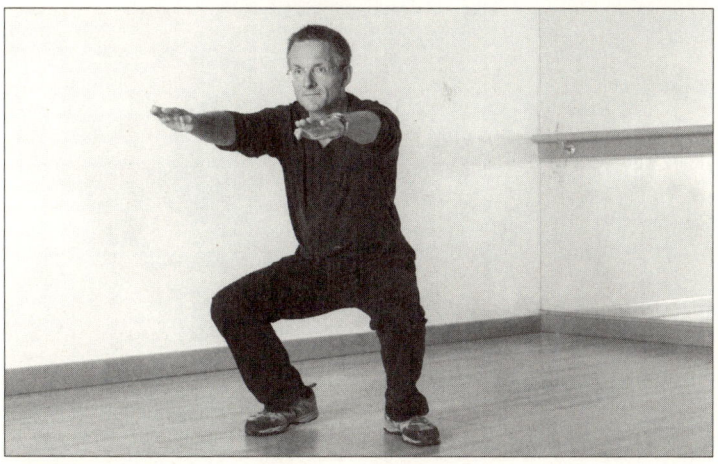

Bei Kniebeugen (engl. »squats«) beugen Sie sich aus der Hüfte, das Gewicht liegt auf den Fersen. Achten Sie auf einen geraden Rücken. Beugen Sie die Beine, bis Ihre Knie einen 90-Grad-Winkel einnehmen – stellen Sie sich vor, Sie wollten sich auf einen Stuhl setzen.

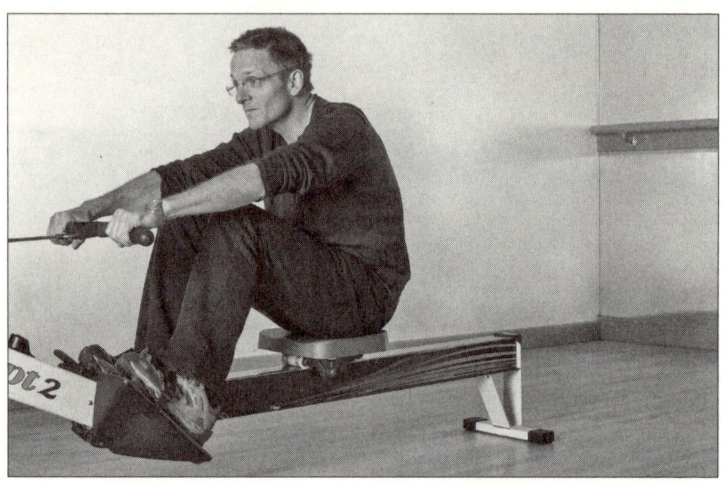

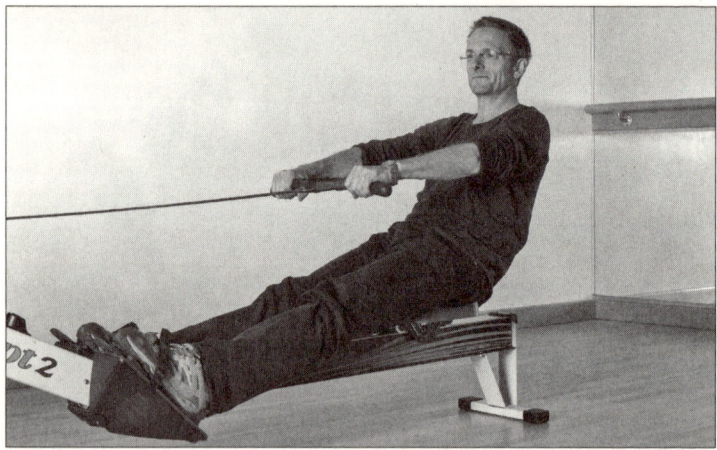

Beim Rudern ist eine gute Technik entscheidend. Beginnen Sie jeden Ruderzug mit dem Strecken der Beine, nicht mit dem Zug der Arme, und halten Sie Ihre Handgelenke in einer Linie mit dem Griff, sodass der Seilzug parallel zum Boden verläuft.

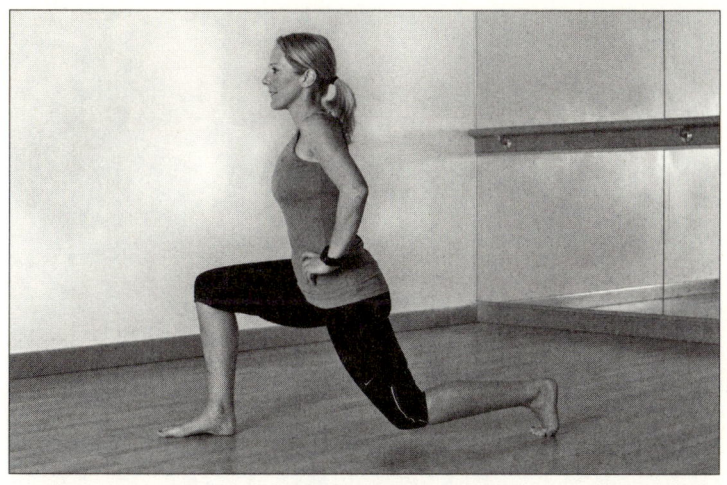

Für Ausfallschritte (engl. »lunges«) machen Sie einen großen Schritt nach vorne, sodass beide Knie im 90-Grad-Winkel gebeugt sind, der Oberkörper bleibt dabei gerade.

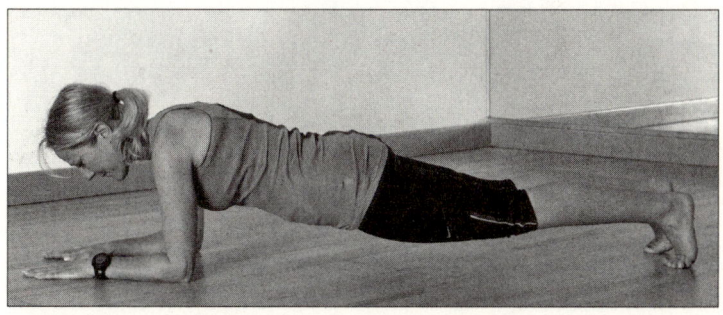

Achten Sie beim Unterarmstütz (engl. »plank) darauf, dass die Körpermitte weder nach oben noch nach unten hin ausweicht. Spannen Sie das Gesäß an, und halten Sie die Position so lange wie möglich. Sie wissen, dass diese Übung keine Schmerzen im unteren Rücken verursachen darf.

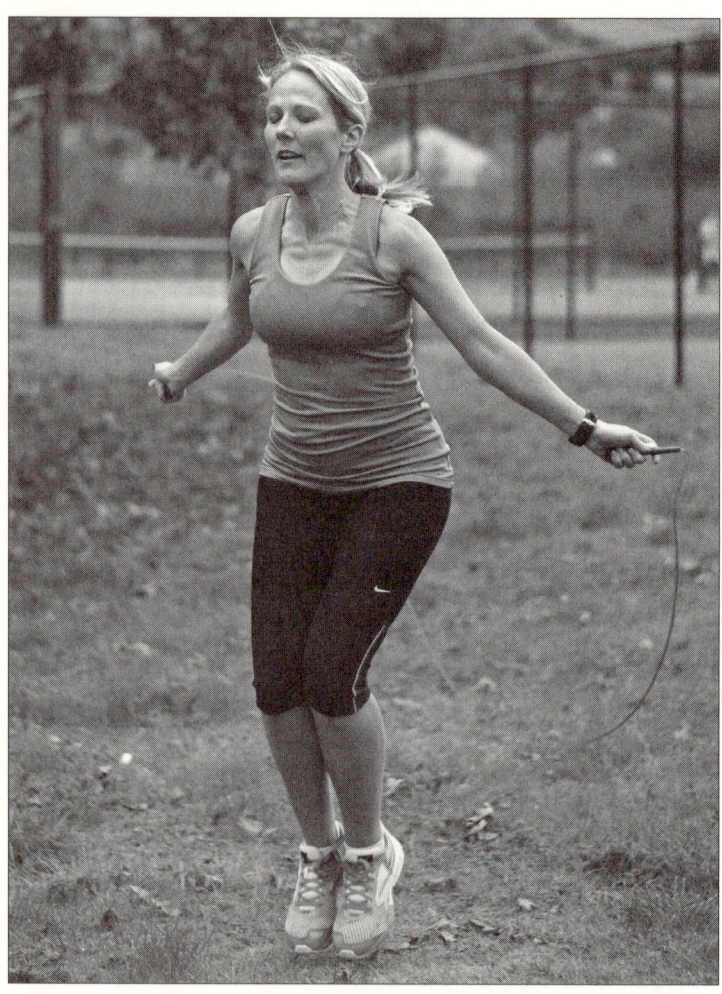

Beim Seilspringen werden Knie und Knöchel gebeugt, der Oberkörper hingegen bleibt gerade. Die Arme liegen an der Körperseite, das Seil wird aus dem Handgelenk und Unterarm gedreht.

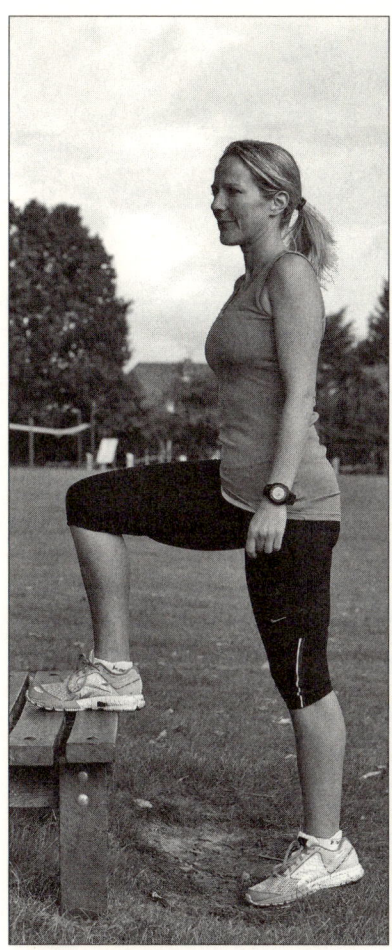 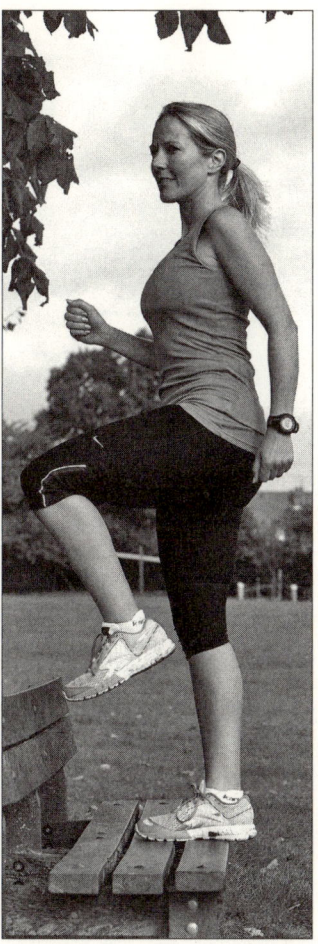

Step-ups auf einem Stuhl sollten vorsichtig, aber in flottem Tempo durchgeführt werden. Setzen Sie einen Fuß auf die Sitzfläche, und zwar mit der gesamten Fußsohle. Drücken Sie nun Ihr Körpergewicht nach oben, über die Ferse, und atmen Sie dabei aus.

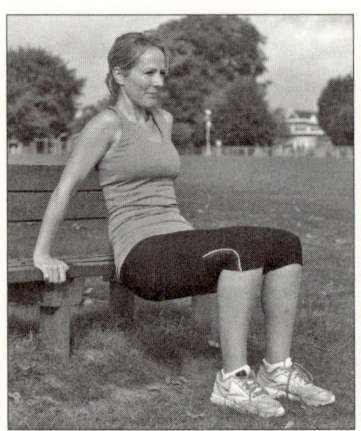 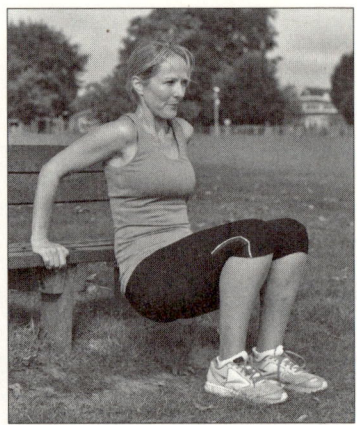

Für Trizeps-Dips legen Sie Ihre Handflächen auf die Sitzfläche, beugen Sie die Knie im rechten Winkel, die Hüften bleiben gerade. Beugen Sie die Ellbogen, bis sich diese im 90-Grad-Winkel zum Körper befinden, und senken Sie so Ihren Körper auf halbem Weg zu Boden.

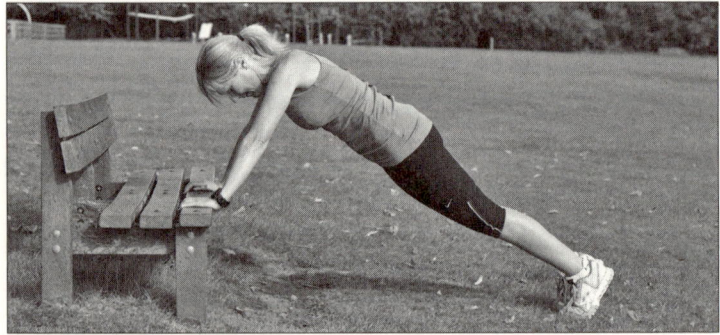

Beim Bank-Liegestütz (engl. »push-up«) bildet der Körper eine gerade Linie, das Gewicht ruht auf den Fußballen und Ellbogen. Vermeiden Sie es, den Rücken zu krümmen oder die Hüften durchhängen zu lassen.

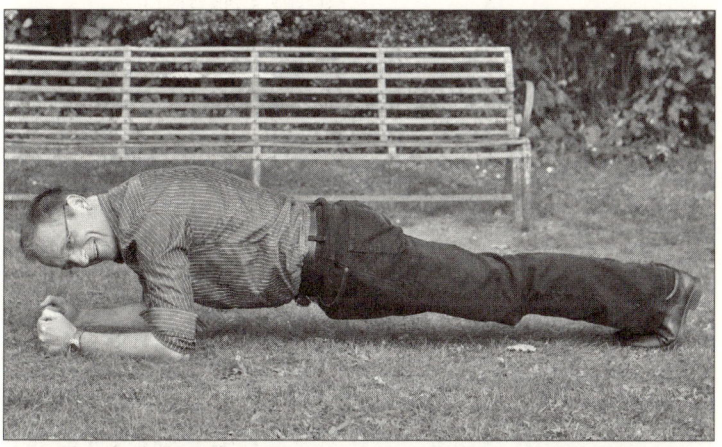

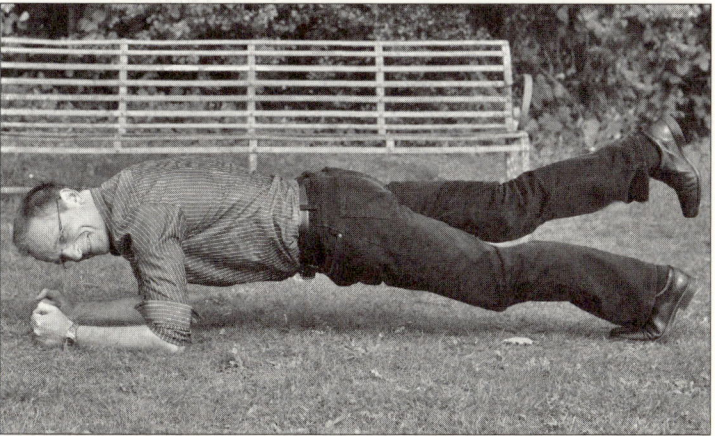

Für den Unterarmstütz mit Beinheben sollten die Ellbogen im 90-Grad-Winkel gebeugt sein. Halten Sie den Rücken gerade, die Hüften berühren nicht den Boden. Spannen Sie die Rumpfmuskulatur fest an, heben Sie einen Fuß etwa 15 bis 20 Zentimeter vom Boden ab und halten Sie die Position einige Sekunden.

111

Fortschritte festhalten

Wir empfehlen Ihnen, Ihre Fortschritte in einem Trainingstage-buch aufzuzeichnen. Messgrößen, die Sie etwa einmal im Monat aufzeichnen könnten, wären etwa:

★ Kraft – wie viele Liegestütze können Sie bequem ausführen?
★ Ruhepuls
★ Körpergewicht und Taillenumfang
★ Ihre aerobe Fitness, gemessen mittels VO_2max
★ Ihre Glukosetoleranz

Wie Sie diese Werte ermitteln, lesen Sie im Kapitel »So lässt sich die Wirkung des Trainings messen« ab Seite 184.

Fast Fitness – so kommen Sie zu Ihrem Hit

Es gibt alle möglichen Sportarten, mit denen Sie die für *Fast Fitness* nötige Intensität erreichen können. Die folgenden sechs sind nach dem wahrscheinlichen Nutzen geordnet, wie er aus Forschungen hervorgeht, aber auch nach unseren persönlichen Vorlieben. Das Radfahren steht an erster Stelle, weil es bisher im Rahmen der meisten HIT-Studien eingesetzt wurde und weil es Michaels liebste Sportart ist (obwohl er sich auch für das Treppenlaufen begeistern kann). Anschließend gehen wir näher auf das Laufen ein, denn es ist eine beliebte Sportart, gut geeignet für HIT, und zugleich meine bevorzugte Trainingsart; Cross-

Training ist Jamie Timmons Favorit, ein gutes Allround-Training für diejenigen, die gerne im Fitnessstudio trainieren. Die weiteren Sportarten sind meines Erachtens allesamt gut geeignet, wenngleich man weniger über ihre besondere Eignung für HIT weiß. Und noch ein Hinweis: Seien Sie vorsichtig, wenn Sie rudern, denn bei schlechter Technik kann es leicht zu Verletzungen führen.

Rad fahren

Wie bereits erwähnt, eignet sich ein Zimmerfahrrad sehr gut für HIT. Man kann bei modernen Fahrradergometern den Reibungswiderstand bzw. einen magnetischen Wi-

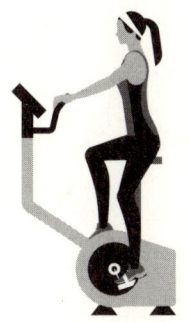

derstand variieren und so die Intensität des Trainings ohne große Mühe verändern. So können Sie auch noch trainieren, wenn es draußen längst kalt, nass und dunkel ist. Darüber hinaus ist die Verletzungsgefahr weitaus geringer als bei anderen Sportarten. Die meisten akademischen Studien zu HIT arbeiten mit Freiwilligen und mit speziellen Zimmerfahrrädern, weil diese für Laborstudien besonders gut geeignet sind. Viele Menschen bevorzugen jedoch die frische Luft und das abwechslungsreiche Gelände, die sie nur im Freien finden. Auf einem Rennrad oder Mountainbike lässt sich die Trainingsintensität durch Wechseln in einen höheren Gang und durch Fahrradfahren bergauf verändern. Auch der Fahrtwind sorgt für Widerstand und macht das Fahren im Freien intensiver. Wie wir auf den nächsten Seiten sehen werden, kann die Dauer eines Sprints zwischen 20 Sekunden und vier Minuten variieren, je nach gewähltem *Fast Fitness*-Abschnitt. Ihr Fahrradergometer sollte (wenn das möglich ist) auf mindestens 90 U/min eingestellt werden, von denen man sich allmählich, mit steigender Fitness und Kraft, auf 110 U/min hocharbeiten kann.

Laufen

Für das Laufen oder Joggen benötigt man keine besondere Ausrüstung, nur ein Paar Laufschuhe, ein T-Shirt und Shorts.

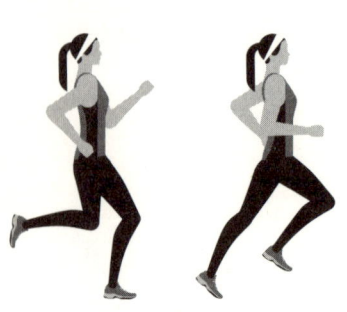

Laufen kann man fast überall, außerdem bietet es klare gesundheitliche Vorteile.

Damit aus dem normalem Laufen HIT wird, werden Sie dem Ganzen selbst Intensität verleihen müssen. Das heißt, Sie müssen ein paar Sprints einbauen, vorzugsweise bergauf. Wenn Sie bergauf laufen, arbeiten Ihre Muskeln viel stärker als beim Laufen in der Ebene. Eine Steigung sollte fordernd sein, aber nicht so steil, dass Sie sie nicht schnell bewältigen können. Wenn Sie zu Beginn noch nicht besonders fit sind, arbeiten Sie sich langsam heran.

Beginnen Sie, indem Sie zunächst zehn Sekunden mit Vollgas einen Hügel hinauflaufen. Mit zunehmender Fitness steigern Sie sich langsam auf etwa 30 Sekunden. Sie sollten die Steigung nicht wieder hinunterlaufen, gehen Sie stattdessen langsam bergab.

Verwenden Sie natürliche Markierungen (Bäume, Laternen) für Entfernungen oder eine Stoppuhr, um die Dauer des Sprints zu messen. Versuchen Sie, auf abwechslungsreichem Gelände zu laufen – Wiesen, Trampelpfade, Laufbahnen und Gehwege sind allesamt geeignet.

Effektives Bergauflaufen erfordert Rhythmusgefühl: Verringern Sie die Schrittlänge ein wenig im Vergleich zur Ebene und achten Sie auf einen konstanten Rhythmus. Lehnen Sie sich nicht nach vorne – Kopf, Schultern und Rücken sollten eine gerade Linie bilden.

Auf einem Laufband laufen

Es gibt zwei Arten von Läufern: Solche, die Laufbänder mögen, und solche, die sie nicht mögen. Mich persönlich erinnert so ein mechanisches Laufband eher an ein Hamsterrad, aber für viele Menschen bietet es angenehme Vertrautheit. Hier ändert sich wie beim Fahrradergometer nichts – kein Wind, kein Regen, kein Straßenverkehr –, man weiß genau, was einen erwartet.

Was die Ausführung von HIT auf einem Laufband betrifft, besteht der große Nachteil im Umgang mit der Mechanik. Der Wechsel der Geschwindigkeit zwischen der gewünschten Intensität des HIT und Erholung kann tückisch sein und erfolgt nur sehr selten sofort. Studien weisen darüber hinaus nach, dass man beim Laufen im Raum etwa 5 Prozent weniger Kalorien verbrennt als im Freien. Das liegt zum Teil daran, dass der Windwiderstand fehlt, zum Teil an der Unterstützung durch das motorgetriebene Laufband. Aus diesen Gründen ist es ratsam, die Steigung ein wenig zu erhöhen, um sicherzustellen, dass Sie sich hart genug fordern. Forschungen an der Universität Brighton deuten darauf hin, dass man auf dem Laufband die Steigung dauerhaft auf 1 Prozent einstellen muss, um die gleiche Intensität der Belastung zu erreichen wie beim Laufen auf ebenem Gelände im Freien. Wie viel Zeit man auf dem Laufband verbringt, hängt auch hier wieder davon ab, welchen Abschnitt man wählt. Entscheidend für *Fast Fitness* auf einem Laufband ist eine wachsende Steigerung, damit Sie sich mehr anstrengen müssen. Es ist ziemlich schwierig, *Fast Fitness* auf einem Laufband wirklich zufriedenstellend auszuführen, weil der Wechsel von schnellem zu langsamem Laufen während der Erholungsphase Zeit beansprucht. Es ist weitaus anstrengender, schnell einen Hügel hinaufzulaufen, und es erfordert keine drastische Veränderung der Geschwindigkeitseinstellungen.

Treppenlaufen

Wenn Sie zuhause oder am Arbeitsplatz Zugang zu mehreren Treppenfluchten haben, steht Ihnen ein wunderbarer HIT-Zirkel zur Verfügung. Der American Lung Association zufolge lassen sich mit Treppenlaufen die gleichen Vorteile erzielen wie mit konventionellem Laufen, jedoch in der halben Zeit, weil man ständig gegen die Schwerkraft arbeitet. Treppenlaufen belastet Knie und Füße relativ wenig und zählt zu den besten Aktivitäten für die Kräftigung der Po- und Bein-Muskulatur.

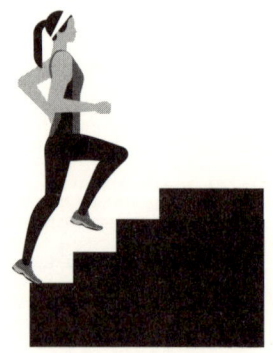

Achten Sie auf eine gute Technik: Der Rücken darf nicht gekrümmt, der Kopf nicht gedreht werden, die Arme sind angewinkelt und bewegen sich unterstützend mit. Treten Sie immer mit dem ganzen Fuß auf, um die Achillessehne nicht zu überlasten – und *gehen* Sie in den Erholungsphasen langsam zurück nach unten. Oder nehmen Sie den Lift. Wie immer bei *Fast Fitness* kommt es auf die rasche Ausführung an. Sprinten Sie zügig die Treppe hinauf, sodass Sie ein Brennen in den Beinen fühlen, und erholen Sie sich langsam auf dem Weg nach unten.

Crosstrainer

Mit einem Crosstrainer können Sie viele verschiedene Muskeln in kurzer Zeit trainieren. Stellen Sie ihn auf höchste Steigung und maximalen Widerstand ein. Bewegen Sie zur Lockerung eine Minute lang vorsichtig Arme und Beine. Legen Sie dann an Tempo zu, und streben Sie etwa 30 Sekunden maximale Anstrengung (hohes Tempo) an, bevor Sie wieder nachlassen.

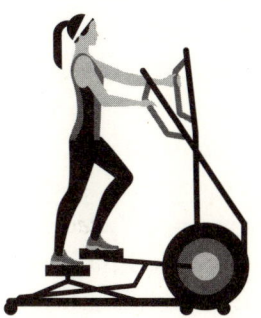

Schwimmen

Der natürliche Widerstand des Wassers macht das Schwimmen zu einer körperlichen Herausforderung. Je schneller Sie schwimmen wollen, desto mehr müssen Sie sich anstrengen. Schwimmen beansprucht zahlreiche Muskeln, aber es ist

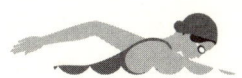

wichtig, gelegentlich zwischen den unterschiedlichen Schwimm-
stilen zu wechseln. Auch kann eine Messung der Distanz einfacher sein als die Messung der Zeit. Eine 25-Meter-Länge mit
voller Geschwindigkeit entspricht ungefähr 30 bis 40 Sekunden
Sprint. Beginnen Sie, indem Sie 25 Meter so schnell wie möglich schwimmen, in etwa zwanzig Sekunden, und allmählich
Ihre Geschwindigkeit erhöhen, sobald Sie fitter werden.

Rudern

Ein Rudergerät trainiert, wie ein Crosstrainer, den gesamten
Körper und ist extrem fordernd, zugleich ist es mit Vorsicht zu
genießen, denn man kann sich
selbst damit ziemlich schaden,
wenn man nicht die richtige
Technik anwendet. Eine gute
Technik ist entscheidend. Beginnen Sie jeden Ruderzug mit
dem Strecken der Beine, nicht
mit dem Zug der Arme, und
halten Sie Ihre Handgelenke in
einer Linie mit dem Griff, so-
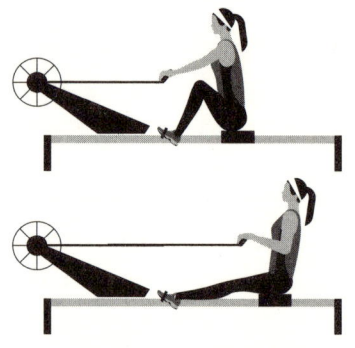
dass der Seilzug parallel zum Boden läuft. Achten Sie auf einen
geraden Rücken, um die Zugkraft zu erhöhen und die Belastung
des unteren Rückens zu verringern. Da Rudern Muskeln im gesamten Körper beansprucht, erreicht man damit relativ leicht
eine hohe Intensität. Für einen »Sprint« erhöhen Sie die Anzahl der Ruderschläge pro Minute und erholen Sie sich bei einer
Schlagzahl, die sich »erholsam« anfühlt.

Seilspringen

Seilspringen ist wie Laufen ziemlich unkompliziert. Allerdings ist es ziemlich schwierig, viele Muskelgruppen anzusprechen und dabei die notwendige Intensität zu erreichen. Vermeiden Sie traditionelle geflochtene Seile, sie sind schwer (vor allem, wenn sie nass sind) und langsam zu drehen. Auch Kugellager und Leistungsmesser stellen nur unnötiges Gewicht dar und machen Seile unhandlich. Am besten geeignet ist ein leichtes, flexibles »Speed Rope« 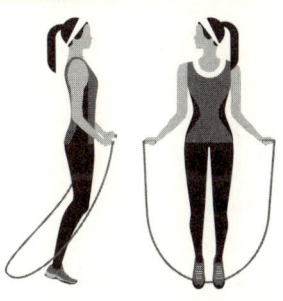 aus Kunststoff oder Leder. Knie und Knöchel werden gebeugt, der Oberkörper jedoch bleibt beim Springen gerade. Die Arme bleiben an der Körperseite, das Seil wird aus dem Handgelenk und Unterarm gedreht. Es kann hilfreich sein, eine Stoppuhr oder einen Timer zu verwenden, um zu wissen, wann Sie anfangen müssen, rascher und mit mehr Einsatz zu springen.

Die Workouts

Auf den folgenden Seiten beschreibe ich eine Auswahl an *Fast Fitness*-Workouts. Michael und ich haben jede Variation des Themas ausprobiert und getestet. Jeder von uns hat unter den nachfolgenden Vorschlägen seine besonderen Favoriten. Und jeder weiß, was ihm persönlich Nutzen bringt, auch wenn die

Ausführung nicht immer ganz leicht fällt. Denken Sie daran: All das Unangenehme, wie Schnaufen, Keuchen, Muskelkater und Erschöpfung, ist zeitlich begrenzt. Das Workout ist weitaus schneller erledigt als der Weg ins Fitnessstudio.

Die folgenden Workouts sollten im Idealfall zwei- bis dreimal pro Woche ausgeführt werden. Die Reihenfolge entspricht ungefähr dem Zeitaufwand für den intensiven Teil des Trainings. Wie viel Zeit Sie insgesamt für ein Workout aufwenden, wird von mehreren Faktoren abhängen, auch davon, wie lange Sie Ihr Warm-up und Ihr Cool-down wählen.

Die tatsächliche Intensität des Workouts bleibt Ihnen überlassen. Ein Pulsmesser zeigt Ihnen, wie sehr Sie sich fordern, entscheidend ist jedoch, dass Sie langsam beginnen und sich allmählich steigern, damit Ihr Körper sich anpassen kann. Übertreiben Sie es am ersten Tag nicht.

DAS ABSOLUTE MINIMUM

40 Sekunden hartes Training (2 mal 20 Sekunden),
insgesamt 4 bis 6 Minuten, einschließlich Erholung

Es mag unglaublich klingen, aber 40 Sekunden intensiver Aktivität machen nachweislich einen Unterschied. Im Jahr 2011 führten Dr. Niels Vollaard und seine Kollegen an der Universität Bath eine Studie[4] durch, in der sie 15 gesunde junge Männer und Frauen mit vorwiegend sitzender Lebensweise sechs Wochen lang das sogenannte REHIT (»reduced exertion high intensity training«,

hochintensives Training mit reduzierter Anstrengung) absolvieren
ließen.

Begonnen wurde in der ersten Woche mit ein paar Minuten
sanftem Radfahren, dann folgte eine zehn Sekunden lange Etappe
intensiven Radfahrens, gefolgt von ein paar Minuten Cool-
down. In der zweiten und dritten Woche bestand eine Trainingseinheit aus einem Warm-up, 15 Sekunden Sprint mit voller Anstrengung, ein paar Minuten Erholung, weiteren 15 Sekunden
Vollgas-Sprint und schließlich einem Cool-down.

In den letzten drei Wochen steigerte man auf zwei Vollgas-
sprints von je 20 Sekunden mit einigen Minuten Erholung
dazwischen.

Obwohl die Studienteilnehmer in den sechs Wochen weniger als zehn Minuten hart trainiert hatten, verzeichneten sowohl Männer als auch Frauen signifikante Verbesserungen
ihrer aeroben Fitness (VO_2max um 15 Prozent bzw. 12 Prozent
höher). Hinsichtlich der Insulinwirkung gab es einen Unterschied zwischen den Geschlechtern: Sie verbesserte sich bei den
Männern um 28 Prozent, bei den Frauen hingegen gar nicht.

Niels führt derzeit weitere Studien durch, um herauszufinden,
ob dieser Unterschied zwischen den Geschlechtern real ist und
ob sich beim metabolischen Syndrom und bei Diabetes ähnliche
Verbesserungen erzielen lassen. Außerdem liegt sein Forschungs-
interesse auch darin, ob eine einzelne intensive Einheit von
20 Sekunden dreimal pro Woche einen messbaren Unterschied
bewirkt. Wenn Sie nur einige kurze Einheiten absolvieren, scheinen 20 Sekunden die Untergrenze der Wirksamkeit darzustellen.

Das Grundprinzip besteht hier darin, sich in zwei kurzen Einheiten von 20 Sekunden zu fordern. Zunächst bietet sich dafür Radfahren an, denn das wurde auch im Rahmen der Studien eingesetzt. Wenn Sie zuhause Rad fahren, brauchen Sie einen Heimtrainer mit variablem Widerstand, bei dem Sie die Intensität mechanisch erhöhen können. Wenn Sie dagegen draußen Rad fahren, brauchen Sie einen vorzugsweise steilen Hügel, um die Belastung mithilfe der Schwerkraft zu erhöhen. Grundsätzlich sind jedoch alle oben genannten Aktivitäten gut geeignet. Beim Laufen sollten Sie eine Möglichkeit finden, den Widerstand für jeweils 20 Sekunden zu erhöhen – entweder mechanisch, auf einem Laufband im Fitnessstudio, oder mithilfe eines Hügels, wenn Sie draußen trainieren.

* Beginnen Sie mit einigen Minuten sanftem Radeln, Laufen oder Schwimmen.
* Wenn Sie sich bereit fühlen, beschleunigen Sie und fordern Ihren Körper für 20 Sekunden so stark wie möglich, bevor Sie wieder langsamer werden.
* Wiederholen Sie den Sprint nach ein paar Minuten Erholung in Form von sanftem Radeln, Laufen oder Gehen. Die Erholungzeit ist wichtig.

Insgesamt sollte das absolute Minimum nicht länger als zehn Minuten dauern. Michael absolviert es gerne auf einem Heimtrainer (siehe Kasten unten) und er braucht dafür mittlerweile, nach der Eingewöhnung, weniger als vier Minuten, indem er Warm-up und Cool-down minimal hält und das sanfte Rad fahren auf etwa eine Minute beschränkt.

Wenn es um Ihre Fitness sehr schlecht bestellt ist oder Sie noch nie zuvor HIT absolviert haben, wäre es günstig, die Sprints langsam von zweimal zehn Sekunden auf zweimal 20 Sekunden zu steigern. Wenn Sie es auf zweimal 20 Sekunden gebracht haben, können Sie vielleicht einen weiteren Sprint von 20 Sekunden hinzufügen, der Ihr Programm zusammen mit der empfohlenen Erholungszeit um einige wenige Minuten verlängert.

Michaels Rezept

1. Teewasser aufsetzen.
2. Auf den Heimtrainer steigen und ein paar Minuten sanft Rad fahren, mit begrenztem Widerstand. Sie sollten die Anstrengung lediglich etwas in den Oberschenkeln spüren.
3. Nach etwa zwei Minuten schnell zu treten beginnen, dann rasch den Widerstand erhöhen.
4. Welchen Widerstand Sie wählen, hängt von Ihrer Kraft und Fitness ab. Er sollte so hoch sein, dass nach 15 Sekunden Sprint Ihre Oberschenkel zu brennen beginnen und Ihr Tempo abnimmt, weil Ihre Muskeln müde werden und Sie das Tempo nicht aufrechterhalten können.
5. Wenn Sie das Tempo nach 15 Sekunden noch halten können, haben Sie den Widerstand zu niedrig gewählt. Er darf jedoch nicht so hoch sein, dass Sie komplett zum

---

Stillstand kommen. Sie sollten das einfach ausprobieren, und Sie werden feststellen, dass der Widerstand, den Sie bewältigen können, mit zunehmender Fitness steigt. Wichtig ist, dass Sie den Widerstand immer wieder erhöhen, damit jedes 20-Sekunden-Workout maximale Anstrengung erfordert.

6. Reduzieren Sie den Widerstand nach dem ersten Sprint deutlich, und fahren Sie einige Minuten gemütlich dahin, atmen Sie durch und gönnen Sie Ihren Muskeln Erholung.

7. Sobald Sie bereit sind, starten Sie einen weiteren 20-Sekunden-Sprint.

8. Entspannen Sie sich! Sie haben es geschafft! Fahren Sie zum Abschluss einige Minuten gemütlich dahin, damit Puls und Blutdruck wieder auf das normale Maß absinken, bevor Sie vom Heimtrainer steigen und eine Tasse Tee trinken.

Wie Peta beim Laufen das 20-Sekunden-HIT erreicht

Das absolute Minimum muss kein eigenständiges Workout sein. Ich integriere es lieber in einen etwas längeren Lauf oder Spaziergang von 15 bis 20 Minuten, anstatt für ein nur 40 Sekunden dauerndes Training in den Park zu gehen. Ich laufe etwa fünf bis zehn Minuten in mäßigem Tempo und gebe dann 20 Sekunden lang wirklich alles in einem Vollgassprint. Dann laufe ich weitere drei bis vier Minuten bis zum zweiten Sprint, gefolgt von fünf Minuten gemütlichem Laufen zum Abschluss. Diese kurzen Sprints sind härter, als Sie vielleicht meinen. Wenn Sie es richtig machen, mit Armbewegungen und hoher Beingeschwindigkeit, können Sie nach jedem Sprint fühlen, wie Ihre Oberschenkel brennen und Ihr Puls in die Höhe schnellt – was übrigens durchaus gut ist. Ich persönlich sprinte gerne am Rand eines Fußballfeldes entlang, sodass ich die Distanz jedes Mal ein wenig erweitern kann. Aber bauen Sie den Sprint ein, wann immer Sie können – und wenn es auf dem Weg zur Schule oder zur Arbeit ist.

Das absolute Minimum am Arbeitsplatz

Fast Fitness lässt sich am Arbeitsplatz absolvieren, auch wenn kein Fitnessstudio zur Verfügung steht – solange es dort zumindest vier Treppenfluchten gibt. Sie können dieses Programm in Anzug oder Kostüm ausführen, hochhackige Schuhe sollten Sie aber durch flache Schuhe mit Gummisohle ersetzen.

Suchen Sie sich ein ruhiges Treppenhaus in einem Gebäude mit mindestens vier Stockwerken. Wenn Sie untrainiert sind, empfiehlt es sich, ein paar Wochen lang zu Fuß die vier Stockwerke hochzugehen, bevor Sie etwas Abenteuerlicheres in Angriff nehmen.

Wenn Sie sich dazu bereit fühlen, stürmen Sie 20 Sekunden lang die Treppen hoch. Und ich meine tatsächlich *stürmen*. Anfangs sollte das ausreichen, um Sie außer Atem zu bringen und Ihre Oberschenkel ermüden zu lassen. Mit steigender Fitness werden Sie merken, dass Sie länger und mehr Treppen hochlaufen müssen, um dieselbe Wirkung zu erzielen.

Idealerweise nehmen Sie dann den Lift nach unten zu Ihrem Ausgangspunkt, in einem hohen Gebäude können Sie eine oder zwei Minuten warten und durchatmen, bevor Sie noch einmal ein paar Etagen hochstürmen.

DER 30-SEKUNDEN-SPRINTER

2 Minuten hartes Training,
insgesamt 16 Minuten, einschließlich 14 Minuten Erholung

Hiermit verhält es sich ähnlich wie mit den eben beschriebenen 20-Sekunden-Sprints, nur dass Sie zwischen den Sprints eine längere Erholungsphase benötigen, denn die Steigerung von 20 Sekunden auf 30 Sekunden Vollgas macht das Ganze wesentlich anstrengender.

Wenn Sie HIT nicht gewöhnt sind, sollten Sie langsam beginnen, vorzugsweise zunächst ein 20-Sekunden-Programm absolvieren, dann zweimal 30 Sekunden versuchen und dann darauf aufbauen.

Nehmen Sie sich Zeit für einige Minuten Warm-up, und versetzen Sie sich mental in Bereitschaft, bevor Sie Ihren ersten

Sprint beginnen. Fahren Sie zwischen den Sprints zur Erholung jeweils drei bis vier Minuten sanft dahin, Sie werden es brauchen.

Dieses Programm baut auf den ursprünglichen HIT-Studien auf, die in Kanada durchgeführt und als SIT (Sprint-Intervall-Training) bezeichnet werden. Die Kanadier fanden heraus, dass vier 30-Sekunden-Sprints (mit ein paar Minuten Erholung dazwischen) dreimal pro Woche ähnliche Verbesserungen der Fitness bewirkten wie viele Stunden laufen oder Rad fahren pro Woche mit gleichmäßigem Tempo.[5]

30 Sekunden Sprint mit dem Rad: viermal 30 Sekunden Sprint auf dem Fahrrad. Nehmen Sie sich Zeit für einige Minuten Warm-up, bevor Sie Ihren ersten Sprint beginnen. Nehmen Sie sich zwischen den Sprints jeweils drei bis vier Minuten Zeit für Erholung durch sanftes Radfahren,. Planen Sie zumindest zwei Minuten für ein Cool-down ein.

30 Sekunden Sprint beim Laufen: viermal 30 Sekunden Sprint durch Bergauflaufen. Wärmen Sie sich auf, indem Sie in gemäßigtem Tempo zu Ihrem Hügel laufen. Sprinten Sie dann 30 Sekunden bergauf, und gehen Sie anschließend betont langsam einige Minuten bergab oder umher, dann wiederholen Sie den Sprint. Und nochmals. Und nochmals. Laufen Sie abschließend gemütlich nach Hause. Dehnen Sie sich, wenn Sie möchten.

30 Sekunden Sprint beim Schwimmen: Wenn Sie gerne schwimmen, absolvieren Sie zunächst einige Längen in gemütlichem Tempo. Sobald Sie bereit sind, versuchen Sie 25 Meter (oder zählen Sie im Geist bis 30) mit Vollgas zu schwimmen. Atmen Sie kurz durch, und schwimmen Sie wieder gemütlich einige Längen. Absolvieren Sie noch einen Sprint. Wiederholen Sie diesen Ablauf viermal. Schließen Sie mit einigen sehr gemütlichen Längen ab.

DAS 60-SEKUNDEN-WORKOUT

2,5 Minuten hartes Training,
insgesamt 10 bis 11 Minuten, einschließlich 8 Minuten Erholung

Diese Methode setze ich bereits seit vielen Jahren ein, sie ist einer meiner Lieblingsansätze. Das Ganze ist sehr einfach: Grundprinzip ist die Abwechslung von 60 Sekunden Anstrengung und 90 Sekunden Erholung – zum Beispiel eine Minute Vollgas, eineinhalb Minuten Pause. Dieser Rhythmus ist äußerst anpassungsfähig: Die Methode lässt sich mit jeder der oben genannten Aktivitäten durchführen, ob Radfahren, Laufen oder Schwimmen, und kann ganz nach Bedarf reduziert oder gesteigert werden.

Vielleicht denken Sie, 60 Sekunden HIT wären härter als 30 Sekunden, aber für diese Version gilt das nicht. Das 60-Sekunden-Workout ging aus den Arbeiten des sportwissenschaftlichen Teams der McMaster University hervor. Man versuchte dort, eine wirksame, aber »sanftere« Version für den schwierigen 30-Sekunden-Sprinter zu finden. Der entscheidende Unterschied besteht darin, dass man sich hier nicht ganz so stark fordert. Anstatt Vollgas zu geben, trainieren Sie eine Minute lang mit etwa 90 Prozent Ihrer maximalen Leistung, Sie versuchen, Ihre Herzfrequenz am Ende der ersten Minute auf etwa 80 Prozent Ihres maximalen Pulses (siehe Kapitel »So lässt sich die Wirkung des Trainings messen« ab Seite 184) zu erhöhen.

Im Rahmen der ursprünglichen Studien sollten die Teilnehmer zehnmal eine Minute HIT mit 90 Sekunden Erholung dazwischen absolvieren. Genau das mache ich auch. Vor Kurzem begannen Forscher von Metapredict, einem EU-Forschungsprojekt zum Thema Sport, eine weniger anstrengende Variante zu testen, bei der maximal fünfmal 60 Sekunden HIT mit 90 Sekunden Erholung abwechseln.

Untrainierte sollten definitiv mit drei HIT-Einheiten beginnen. Besonders Begeisterte, die vollständig an ihre Grenzen gehen wollen, können die Vollversion mit zehn Einheiten absolvieren (das ist im Grunde die Version von Roger Bannister, besonders vorteilhaft, wenn Sie sich auf ein Ausdauerevent vorbereiten). Unsere Empfehlung, wenn Sie im Grunde ganz fit sind, lautet, regelmäßig fünf Einheiten anzustreben.

* Zwei Minuten Warm-up
* Fünfmal 60 Sekunden intensive Aktivität mit jeweils 90 Sekunden Erholung dazwischen
* Eine Minute Cool-down

DER FATBURNER

8 Minuten hartes Training,
insgesamt 20 Minuten,
einschließlich 12 Minuten Erholung

Dieses Workout besteht aus einem sich wiederholenden Zyklus von acht Sekunden intensiver Aktivität abwechselnd mit zwölf Sekunden Erholung und eignet sich eigentlich nur für einen Heimtrainer. Es basiert auf zwei wichtigen australischen Studien von Stephen Boutcher[6], die nachwiesen, dass HIT zu signifikantem Fettabbau führen kann.

Nach einem kurzen Warm-up fahren Sie acht Sekunden bei hohem Widerstand, dann sanft zwölf Sekunden lang und anschließend wiederum acht Sekunden hart und zwölf sanft, und so weiter. Anfangs behalten Sie diesen Rhythmus etwa fünf Minuten bei. Mit zunehmender Fitness sollten Sie das Training allmählich auf 15 oder sogar 20 Minuten steigern. Der Widerstand bleibt während der 20 Minuten konstant, aber so hoch, dass es sich anstrengend anfühlt. Erhöhen Sie den Widerstand in den ersten Wochen nur ganz allmählich.

DER VIER-MINUTEN-SPRINTER

Insgesamt 4 Minuten hartes Training

Dieses Training ist insofern anders, als Sie sich nicht in Intervallen anstrengen, sondern alles auf einmal erledigen. Norwegische Forscher stellten fest, dass eine einzelne vierminütige Einheit Laufen, Joggen oder Gehen auf dem Laufband in schnellem Tempo dreimal pro Woche ausreicht, um die Gesundheit und Fitness von Männern mittleren Alters mit vorwiegend sitzender Lebensweise signifikant zu verbessern. Am Ende der zehnwöchigen Studie hatten die Männer ihre aerobe Kapazität um 10 Prozent oder mehr verbessert, ein bis zwei Kilo Fett abgebaut, ihren Blutdruck gesenkt und deutlich bessere Blutzuckerwerte erzielt.[7]

Vier-Minuten-Sprinter – Rad: Fahren Sie nach einem Warm-up vier Minuten lang intensiv mit etwa 90 Prozent der maximalen Leistung.

Vier-Minuten-Sprinter – Laufen: Laufen Sie nach einem Warm-up vier Minuten lang mit 90 Prozent Ihres maximalen Tempos. Sie werden danach müde und außer Atem sein. Sie sollten sich definitiv nicht mehr unterhalten können. Eine Alternative wäre es auszuprobieren, wie weit Sie in vier Minuten laufen können – und diese Distanz das nächste Mal zu übertreffen. Machen Sie das im Park in Ihrer Nähe, nutzen Sie Bäume oder Laternen als Markierungen. Oder versuchen Sie es auf einem Sportplatz.

Vier-Minuten-Sprinter – Treppensprint: Laufen Sie rasch eine Treppe hoch, und gehen sie wieder hinunter. Versuchen Sie, in vier Minuten möglichst viele Treppenfluchten zu bewältigen. Steigern Sie bei zunehmender Fitness die Anzahl der Treppenfluchten. Sie sollten etwa zehn Treppenfluchten meistern.

Vier-Minuten-Sprinter – Gehen: Forscher empfehlen einen flotten Vier-Minuten-Spaziergang bergauf mit einer Steigung von 8 bis 10 Prozent (das ist ziemlich steil), vielleicht auf dem Weg zur oder von der Arbeit.

FAST WALKING

Dies ist ein wertvolles Grundelement, das sich leicht in den Tag einbauen lässt – der Fußweg zur Arbeit, zum und vom Supermarkt – und dabei erstaunlich effektiv ist. Bergauf gehen, schnell genug, um den Puls in die Höhe zu jagen, ist ideal, aber es lässt sich auch in der Ebene durchführen. Wie andere Formen von *Fast Fitness*, scheint abwechselnd schnelles und langsames Fast Walking mehr Wirkung zu haben als gewöhnliches Spazierengehen mit niedriger Intensität. Die Studien, die ich gefunden habe, weisen nach, dass es einen gesteigerten Fettabbau, erhöhte Fitness und bessere Blutzuckerregelung bewirkt. Die Studien basieren auf schnellem Gehen in Einheiten von drei Minuten. Wenn Sie untrainiert sind, beginnen Sie bescheidener, vielleicht mit ein bis zwei Minuten.

* Gehen Sie zunächst zum Aufwärmen in normalem Tempo.
* Sobald Sie dazu bereit sind, erhöhen Sie das Tempo. Auf der RPE-Skala (Bestimmung der empfundenen Anstrengung), wo eins für leicht und zehn für sehr anstrengend steht, sollten Sie eine Stärke von sechs bis sieben anstreben. Das Training muss hart sein, aber Sie sollten dennoch weitergehen können. Werden Sie dann wieder langsamer, und gönnen Sie sich zumindest drei Minuten langsameres Gehen zur Erholung.
* Wiederholen Sie dies einige Male.
* Beginnen Sie mit einem 20-minütigen Fast Walk ein paarmal pro Woche. Sobald sich Ihre Fitness verbessert, können Sie die Dauer des Fast Walk und die Anzahl der schnellen Einheiten erhöhen.

Fast Strength – Arbeiten mit Ihrem Körpergewicht

Um maximale gesundheitliche Vorteile zu erzielen, müssen Sie nicht nur Herz und Lunge, sondern auch die anderen großen Muskelgruppen trainieren. *Fast Strength* ist eine Art Zirkeltraining, aber man kann es zuhause und ohne spezielle Geräte ausführen – und man führt es am besten schnell aus. Der Grundgedanke besteht darin, möglichst viele große Muskelgruppen zu trainieren und die Übungen so abzuwechseln, dass die gerade nicht angesprochenen Muskeln sich ein wenig erholen können. Sie sollten also beispielsweise Liegestütze (Oberkörper) mit einer Übung für die Kernmuskulatur (etwa Bauchpressen) oder für die Beine (Kniebeugen) abwechseln. Und auf eine Übung, die zu einem starken Pulsanstieg führt, wie etwa die berühmten Hampelmannsprünge (engl. »Jumping Jacks«), sollte eine folgen, bei der es ruhiger zugeht, etwa das Wandsitzen. Um den Zeitaufwand dafür möglichst gering zu halten und die Wirkung auf den Stoffwechsel zu maximieren, sollten Sie jede Übung so oft wiederholen, wie Sie es in 30 Sekunden schaffen, und dazwischen nur zehn Sekunden pausieren.

Die *Fast Strength*-Methode basiert auf einer Studie im *American College of Sports Medicine's Health & Fitness Journal*[8] und gehört inzwischen zu Michaels Lieblingsprogrammen.

Diese Methode soll aerobes und Widerstandstraining kombinieren und kann jederzeit und überall ausgeführt werden. Auch wenn Sie mit einer siebenminütigen Einheit zweimal pro Woche beginnen, können Sie womöglich noch eine weitere Einheit hinzufügen, wenn Sie fitter werden, und auch die Übungen variieren. Ideal wären etwa drei Einheiten *Fast Strength* pro Woche an nicht aufeinanderfolgenden Tagen. Die Übungen, die in der Arbeit empfohlen werden, sind nicht neu, aber die Art, in der sie kombiniert werden, ist es durchaus.

Ein Hinweis: Personen mit Bluthochdruck (Hypertonie) sollten isometrische Übungen wie Wandsitzen, Seitstütz und Unterarmstütz besser vermeiden.

Im Folgenden lernen Sie einige Übungen kennen:

Hampelmann (»Jumping Jacks«)

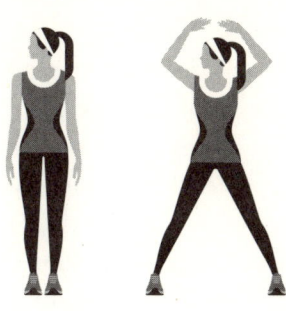

Stehen Sie mit den Händen an den Seiten. Springen Sie in die Grätsche, und strecken Sie gleichzeitig die Arme über den Kopf. Die Beine sollten mehr als hüftbreit gegrätscht sein, die Arme gerade nach oben gestreckt. Mit dem nächsten Sprung schließen Sie die Beine und führen die Arme wieder an die Seiten. Hampelmannsprünge sollen schnell, aber kontrolliert ausgeführt werden. Fahren Sie 30 Sekunden damit fort.

Liegestütze (»Push-ups«)

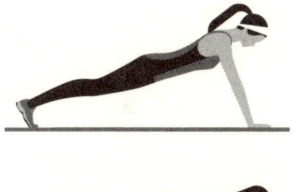

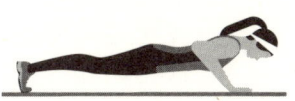

Sie liegen auf dem Bauch, die Handflächen direkt unter den Schultern, Ihre Fußballen berühren den Boden. Halten Sie Ihren Körper gerade – der Kopf bildet eine Linie mit dem Rücken. Stemmen Sie sich mit beiden Armen hoch. Senken Sie den Rumpf in Richtung Boden, bis die Ellbogen einen 90-Grad-Winkel bilden, und drücken Sie sich wieder hoch. Wenn Ihnen das zu schwer ist, machen Sie die Übung mit den Knien auf dem Boden, bis Sie stark genug sind, um sie ganz auszuführen. Notieren Sie, wie viele Liegestütze Sie in 30 Sekunden schaffen. Sie sollten schnell, aber kontrolliert ausgeführt werden.

Wandsitzen

Stellen Sie sich mit dem Rücken zur Wand, Füße schulterbreit auseinander und etwa 60 Zentimeter von der Wand entfernt. Gleiten Sie mit dem Rücken an der Wand hinunter, bis sich die Oberschenkel in einer Parallele zum Boden befinden. Richten Sie die Füße so aus, dass sich Ihre Knie direkt über den Knöcheln (nicht über den Zehen) befinden. Der Rücken bleibt ge-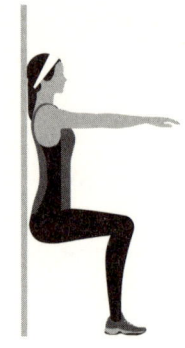
rade. Halten Sie diese Position nach Möglichkeit 30 Sekunden lang. Machen Sie zwischen den Ausführungen jeweils zehn Sekunden Pause.

Bauchpressen (»Sit-ups«)

Legen Sie sich auf den Rücken, die Beine angewinkelt und die Füße flach auf dem Boden, die Hände liegen seitlich vom Körper (oder leicht neben dem Kopf). Heben Sie den Oberkörper vom Boden ab, der untere Rücken liegt weiterhin auf dem Boden auf. Ziehen Sie das Kinn zur Brust. Wenn Schultern und oberer Rücken vom Boden abgehoben wurden, lassen Sie sie wieder nach unten sinken. Führen Sie diese Bewegung für eine Dauer von insgesamt 30 Sekunden aus, und zwar schnell hintereinander, aber kontrolliert.

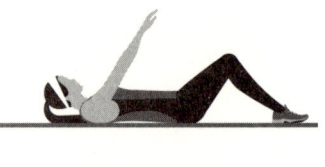

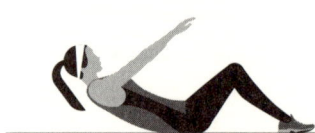

Step-ups auf einem Stuhl

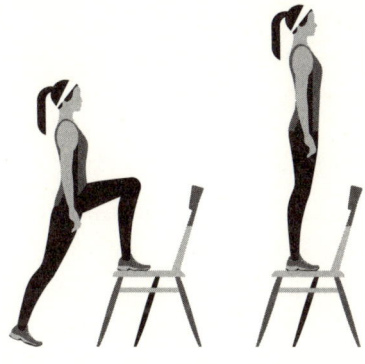

Verwenden Sie eine Bank oder einen stabilen Stuhl mit Sitzfläche in bequemer Höhe zum Hinaufsteigen. Setzen Sie einen Fuß auf diese Sitzfläche, und zwar mit der gesamten Fußsohle. Drücken Sie nun Ihr Körpergewicht nach oben, über die Ferse, und atmen Sie dabei aus, bis Sie mit beiden Füßen auf der Sitzfläche stehen. Steigen Sie rückwärts hinunter, ein Bein nach dem anderen, bis Sie wieder mit beiden Füßen auf dem Boden stehen. Wiederholen Sie dies mit dem anderen Bein. Step-ups sollten vorsichtig, aber in flottem Tempo durchgeführt werden, und zwar – Sie haben es schon erraten – 30 Sekunden lang.

Kniebeugen (»Squats«)

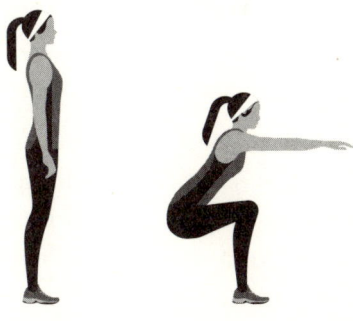

Die Füße stehen schulterbreit auseinander, die Hände liegen jeweils auf der gegenüberliegenden Schulter. Beugen Sie sich aus der Hüfte, das Gewicht bleibt dabei auf den Fersen. Achten Sie auf einen geraden Rücken. Beugen Sie die Beine, bis die Knie einen 90-Grad-Winkel einnehmen – stellen Sie sich vor, Sie wollten sich auf einen Stuhl setzen. Drücken Sie sich wieder hoch, ohne den Rücken zu beugen. Die Übung sollte wie immer schnell, aber kontrolliert ausgeführt werden.

Trizeps-Dips

Sie stehen mit dem Rücken zu einer Bank oder einem Stuhl. Legen Sie Ihre Handflächen auf die Sitzfläche, beugen Sie die Knie im rechten Winkel, die Hüften bleiben gerade. Beugen Sie die Ellbogen, bis sie um 90 Grad abgewinkelt sind, und senken Sie so Ihren Körper auf halbem Weg zu Boden. Drücken Sie sich nur mit den Armen wieder hoch. Und ja, auch diese Übungen sollten schnell, aber kontrolliert durchgeführt werden.

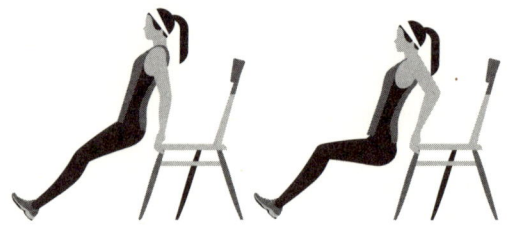

Unterarmstütz (»Planks«)

Sie liegen auf dem Boden und heben den Körper so an, dass Ihr ganzes Gewicht auf Unterarmen und Zehen liegt, wobei Ihr Körper vom Kopf bis zu den Füßen eine gerade Linie bildet.

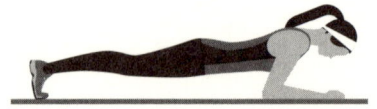

Achten Sie darauf, dass die Körpermitte weder nach oben noch nach unten hin ausweicht. Spannen Sie das Gesäß an, und halten Sie diese Position so lange wie möglich. Achten Sie darauf, dass diese Übung keine Schmerzen im unteren Rücken verursacht. Beim ersten Versuch werden Sie vermutlich keine 30 Sekunden schaffen. Halten Sie die Position so lange wie möglich – wenn es keine 30 Sekunden sind, beginnen Sie mit zehn Sekunden, pausieren fünf und halten weitere zehn, bis Sie insgesamt 30 Sekunden erreichen.

Knieheben

Sie stehen aufrecht und beginnen zu laufen, entweder auf der Stelle oder vorwärts. Ohne sich zurückzulehnen versuchen Sie nun, die Knie bis auf Brusthöhe zu heben, wobei Sie sich mit dem Ballen abdrücken. Die Hände bleiben entspannt, die Ellbogen sind angewinkelt und 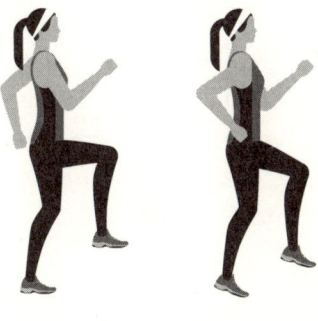 die Schultern unten, und so schwingen die Arme unterstützend rückwärts und vorwärts. Auch hier sind 30 Sekunden verdammt harte Arbeit. Sie können langsam beginnen, im Idealfall wird die Übung jedoch schnell ausgeführt. Knie hoch!

Ausfallschritt (»Lunges«)

Sie stehen mit geradem Rücken, die Füße etwa schulterbreit auseinander. Machen Sie einen großen Schritt nach vorn, sodass

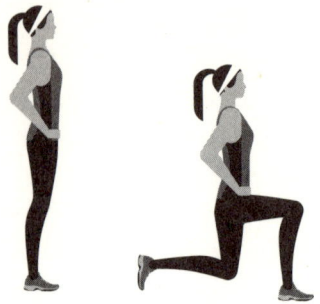

beide Knie 90 Grad gebeugt sind, der Oberkörper bleibt gerade. Gehen Sie wieder hoch in die Ausgangsposition, und wiederholen Sie die Übung mit dem anderen Bein. Das Ganze bitte gleichmäßig und kontrolliert.

Gedrehter Liegestütz

Nehmen Sie die klassische Liegestützposition ein, aber drehen Sie während der Aufwärtsbewegung den Körper und strecken Sie den rechten Arm nach oben. Arme und Rumpf bilden ein »T«. Kehren Sie in die Ausgangsposition zurück, beugen Sie die Ellbogen und senken Sie den Körper. Drücken Sie ihn dann wieder nach oben, und drehen Sie den Körper, bis die linke Hand zur Decke weist.

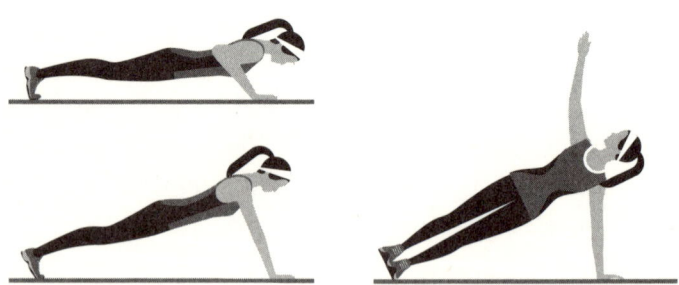

Seitstütz (»Side Plank«)

Sie liegen auf der Seite und heben den Körper an, bis Ihr Gewicht auf einem Unterarm und einem Fuß ruht. Der Körper bildet eine diagonale Linie, die Hüften berühren nicht den Boden. Achten Sie auf einen geraden Hals und Rücken. Halten Sie die Position so lange wie möglich, idealerweise für die Dauer von 30 Sekunden. Wer das noch nicht schafft, beginnt mit zehn Sekunden, pausiert fünf und hält weitere zehn, bis Sie insgesamt bei 30 Sekunden angelangt sind.

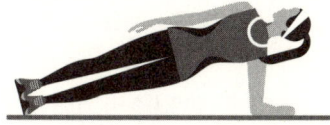

Soviel zu den Basics. Es gibt jedoch zahlreiche weitere Varianten. Sie könnten zum Beispiel auch Folgendes versuchen:

Unterarmstütz mit Beinheben: Sie liegen auf dem Bauch, die Ellbogen auf dem Boden. Heben Sie nun den Körper an, sodass sich das Gewicht auf Unterarme und Füße verteilt. Die Ellbogen sollten im 90-Grad-Winkel gebeugt sein. Halten Sie den Rücken gerade, die Hüften berühren nicht den Boden. Spannen Sie die Rumpfmuskulatur fest an, heben Sie einen Fuß etwa 15 bis 20 Zentimeter vom

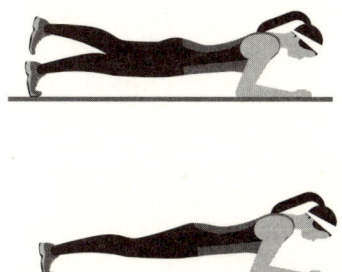

Boden ab und halten Sie diese Position einige Sekunden. Senken Sie das Bein wieder in die Ausgangsposition. Halten Sie diese Position so lange wie möglich, idealerweise für 30 Sekunden. Wer das noch nicht schafft, beginnt mit zehn Sekunden, pausiert fünf und hält weitere zehn, bis Sie insgesamt bei 30 Sekunden sind.

Seitstütz mit Umarmung: Sie liegen wie beim normalen Seitstütz auf der Seite und heben den Körper an, Ihr Gewicht ruht auf einem Unterarm und einem Fuß. Halten Sie Ihren Körper gerade, die Hüften befinden sich über dem Boden. Nacken und Rücken bleiben gerade. Strecken Sie Ihren Oberarm senkrecht nach oben. Greifen Sie dann mit dieser Hand um den Rumpf, als würden Sie sich selbst umarmen, dann heben Sie Ihren Arm wieder zurück in die Ausgangsposition. Berühren Sie zwischendrin nicht den Boden, und halten Sie diese Position so lange wie möglich, idealerweise 30 Sekunden. Wer das noch

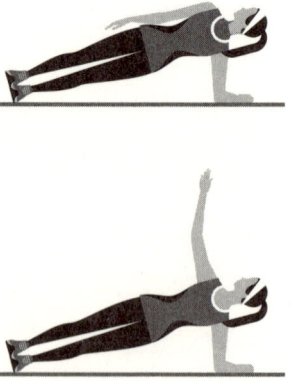
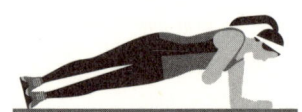

nicht schafft, beginnt mit zehn Sekunden, pausiert fünf und hält weitere zehn, bis Sie insgesamt bei 30 Sekunden sind.

Halbe Kerze: Diese Variante stellt eine Alternative zum Unterarmstütz dar. Sie liegen auf dem Rücken, die Hände neben dem Körper, die Beine angewinkelt an-
gehoben, sodass sich die Unter-
schenkel in Parallelposition zum
Boden befinden. Sie sollten wäh-
rend der gesamten Übung nicht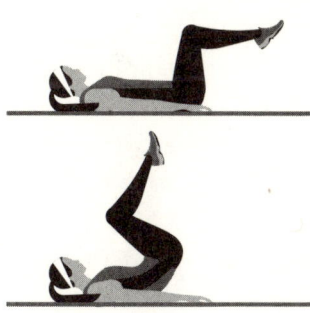
weiter absinken. Setzen Sie die
unteren Bauchmuskeln ein, rollen
Sie das Becken hoch und heben
Sie die Hüften vom Boden ab.
Die Beine stehen jetzt in einem
Winkel von 45 Grad zum Boden. Halten Sie die höchste Position kurz, und kehren Sie anschließend langsam in die Ausgangsposition zurück. Wiederholen Sie die Übung kontrolliert 30 Sekunden lang.

Noch schnelleres HIT

Es gibt verschiedenste Möglichkeiten, die eben beschriebenen Übungen zu kombinieren. Die folgenden Zirkel können allesamt in nur vier Minuten ausgeführt werden. Achten Sie auf Abwechslung, um sowohl Beine als auch Arme sowie die Rumpfmuskulatur zu fordern.

Schnelle Leiter: Wählen Sie vier Übungen aus, und führen Sie diese jeweils zehnmal aus, dann neunmal, dann achtmal – bis Sie nur noch je eine Wiederholung ausführen. Meine bevorzugte Zusammenstellung ist die folgende:

* ★ Kniebeugen
* ★ Ausfallschritte
* ★ 10-Meter-Sprint-Pendellauf (zehn Meter in die eine Richtung sprinten und dann gleich zehn Meter in die entgegengesetzte Richtung). Nur im Freien möglich.
* ★ Trizeps-Dips

Maximale Wiederholungen: Wählen Sie drei der angeführten Körpergewicht-Übungen *(Fast Strength)*, führen Sie jede zehnmal aus. Bewegen Sie sich so schnell wie nur möglich, um in vier Minuten möglichst viele Runden zu schaffen.

Das Park-Workout

Es mag Sie überraschen, aber ich bin kein Fan von Fitness-studios. Ich empfinde diese Studios als steril und alles andere als motivierend. Ich fühle mich nicht wohl, wenn ich von Spiegeln und aufgepumpten Workout-Fanatikern umgeben bin. Auch Gruppenstunden mit ihrem choreographierten Inhalt und den Wiederholungen tragen nicht gerade zu meiner guten Laune bei. Aber am meisten vermisse ich bei all dem die freie Natur.

Bewegen Sie sich draußen, und spüren Sie die Berührung der frischen Luft auf der Haut. Sie kommen in den Genuss von echtem, natürlichem Tageslicht, das ganz nebenbei auch ungeahnte Vorteile für Seele und Körper bringt, Ihre Stimmung hebt und die Vitamin-D-Speicher auffüllt. Zahlreiche Studien zeigen, dass Bewegung im Freien oder »grüner« Sport nicht nur unsere alltägliche Stimmung hebt, sondern die seelische Gesundheit im Allgemeinen fördert. Forscher der Universität Essex wiesen nach, dass schon ein fünf Minuten langes Training im Park das geistige Wohlbefinden der Studienteilnehmer verbesserte. Andere Studien wiederum zeigten, dass Menschen, die sich im Freien bewegen, geringere Cortisolspiegel – ein Hormon, das mit Stress zusammenhängt – aufweisen als jene, die drinnen beim kalten Licht von Neonröhren trainieren.

Noch wichtiger als alles andere ist aber wohl das Element der Überraschung. Es lässt keine Langeweile aufkommen und intensiviert gleichzeitig das Training. Studien zeigen, dass Training im Freien auf unebenem Terrain mit wechselnder Oberfläche, oft ergänzt durch den zusätzlichen Widerstand des Windes, deutlich mehr Energie verbraucht als das brave Dahintraben im Laufstall – Entschuldigung, ich meinte auf dem Laufband.

Natürlich eignet sich *Fast Fitness* perfekt sowohl für drinnen als auch für draußen, aber für ein wenig Abwechslung absolviere ich gerne das eine oder anderen Zirkeltraining im Park. Einige der nachfolgenden Bankübungen gehen auf den Sportwissenschaftler Steve Mellor zurück. Andere haben sich für mich selbst über die Jahre als außerordentlich wirkungsvoll erwiesen.

Suchen Sie sich einfach einen Baum, einen Weg oder eine Parkbank, und schon kann es losgehen.

Führen Sie zehn Wiederholungen von zwei bis vier der nachfolgenden Übungen aus, und zwar abwechselnd für eine Dauer
von insgesamt drei bis sechs Minuten. Bewegen Sie sich so
schnell, wie es geht, um in dieser Zeit möglichst viele Runden
zu schaffen. Integrieren Sie beispielsweise zehn Sekunden Bärengang, 30 Sekunden Bergsteiger-Übung und 15 Sekunden Bank-
Liegestütze. Wiederholen Sie diesen Minizirkel so oft, wie es
innerhalb von fünf Minuten geht.

Bärengang (»Bear Crawl«)

Ziehen Sie alte Kleidung an, und machen Sie sich auf in den
Park. Gehen Sie zuerst auf allen vieren, und zwar anfangs so
schnell wie möglich. Variieren Sie – bewegen Sie Arm und Bein
auf einer Seite gleichzeitig oder jeweils den gegenüberliegenden
Arm und Fuß. Halten Sie Ihre Hüften zunächst gerade und tief,
als würden Sie etwas im Gebüsch beobachten, und halten Sie
die Hüfte dann etwas höher. Führen Sie den Bärengang zehn
Sekunden lang aus.

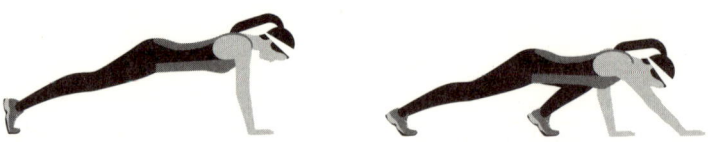

Baumstammtragen

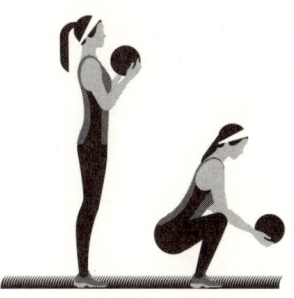

Auch diese Übung ist nur dann geeignet, wenn es Ihnen nichts ausmacht, ein bisschen dreckig zu werden, und Sie sollten dafür ein großes Stück Holz oder einen schwereren Stein auswählen, gerade so schwer, dass das Heben eine Belastung darstellt. Gehen Sie in die Knie (der Rücken bleibt gerade), um den Gegenstand hochzuheben, nach Möglichkeit bis auf Schulterhöhe. Wenn er zu schwer ist, tragen Sie ihn mit ausgestreckten Armen – bei korrekter Haltung der Wirbelsäule. Tragen Sie ihn etwa zehn Meter weit, und bewegen Sie sich dabei so rasch wie möglich.

Tiefe Kniebeuge

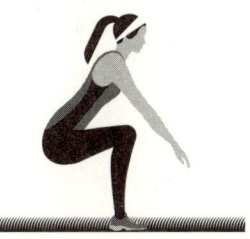

Sie stehen, die Füße mehr als hüftbreit voneinander entfernt, der Rücken gerade. Beugen Sie die Knie, und gehen Sie in eine möglichst tiefe Hocke, das Gesäß bewegt sich in Richtung des Bodens. Die Position sollte sich entspannt anfühlen, die Fersen bleiben auf dem Boden. Lassen Sie die Arme vor dem Körper herabhängen, Kopf und Wirbelsäule bilden eine Linie. Wenn Ihnen dies anfangs nicht gelingt, halten Sie sich dabei an einer Bank oder einem Baum fest. Halten Sie die Position 15 Sekunden lang.

Bergsteiger

Sie stehen vor einer Bank, legen die Hände an den Rand der Sitzfläche und strecken die Beine nach hinten in Liegestützposition von sich, Kopf, Rücken und Füße bilden dabei eine gerade

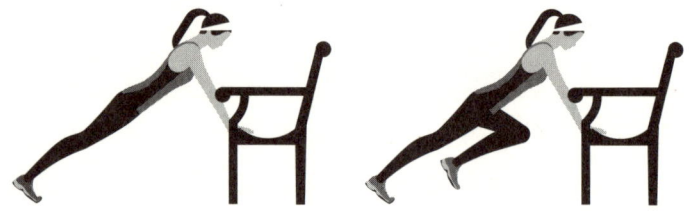

Linie. Bringen Sie ein Knie zwischen die Arme, führen Sie den Fuß dann rasch zurück in die Startposition und wechseln Sie das Bein. Nur ein Fuß sollte sich jeweils auf dem Boden befinden; ahmen Sie den Sprintstil nach.

Bank-Liegestütz

Gehen Sie mit den Händen auf der Vorderkante einer Bank in den Unterarmstütz, der Körper bildet eine gerade Linie, das Gewicht ruht auf den Fußballen und Ellbogen (um 90 Grad gebeugt). Vermeiden Sie es, den Rücken zu krümmen oder die Hüften durchhängen zu lassen. Drücken Sie sich hoch, bis Ihre Arme gestreckt sind. Senken Sie den Körper anschließend wieder, bis beide Ellbogen im 90-Grad-Winkel gebeugt sind. Wiederholen Sie die Übung.

Bank-Get-up

Sie stehen vor einer Bank, legen die Hände an den Rand der Sitzfläche und strecken die Beine nach hinten in Liegestützposition von sich, Kopf, Rücken und Füße bilden dabei eine gerade

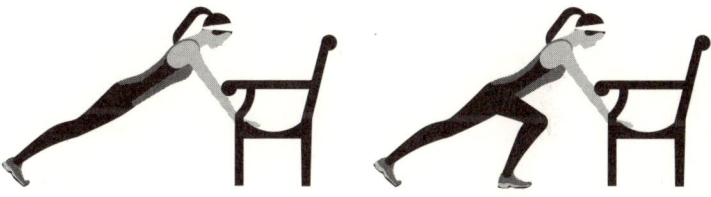

Linie. Machen Sie mit dem rechten Bein einen geraden Schritt nach vorne, in Richtung der rechten Hand. Achten Sie dabei darauf, dass der Fuß sich nicht quer zum Körper bewegt. Drücken Sie sich mit der rechten Ferse ab, und stehen Sie auf. Gehen Sie zurück in die Ausgangsposition, und wiederholen Sie die Übung anschließend mit dem anderen Bein.

Stützstrecken-Liegestütz

Legen Sie Ihre Hände auf die Sitzfläche einer Bank, und nehmen Sie die Liegestützposition ein, wobei Kopf, Rücken und Füße eine gerade Linie bilden. Beugen Sie die Ellbogen, und

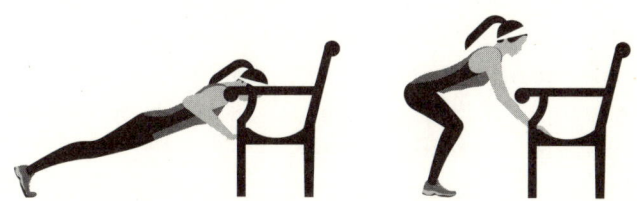

strecken Sie sie dann, um sich hochzudrücken. Machen Sie einen Sprung zur Bank und zurück in die Ausgangsposition, die Hände bleiben dabei auf der Bank.

Michaels Perspektive

Ich begann, *Fast Strength*-Übungen in mein Trainingsprogramm einzubauen, als ich in der Onlineversion des *American College of Sports Medicine Health & Fitness Journal* Anfang 2013 auf die Studie »High Intensity Circuit Training using Body Weight (Hochintensives Zirkeltraining mit Körpergewicht)« stieß. Wie man zu Beginn des Artikels betont, »müssen Übungen, um für den unter Zeitdruck stehenden Klienten praktisch machbar zu sein, sicher, effektiv und effizient sein. Da viele unserer Klienten häufig auf Reisen sind, muss man das Programm zudem überall ausführen können, ohne spezielle Ausrüstung.« Es wird weiter ausgeführt – unter Berufung auf Studien –, »dass die Kombination von aerobem und Krafttraining mit hoher Intensität und kurzen Erholungsphasen zahlreiche gesundheitliche Vorteile in weitaus kürzerer Zeit als konventionelle Programme bieten kann.« Ich bin häufig unterwegs und übernachte öfter in Hotels, als mir lieb ist. Als ich besagten Artikel zum ersten Mal las, absolvierte ich bereits regelmäßig HIT. Ich trainierte zwar meine Ausdauer, jedoch nicht meine Körperkraft. Also begann ich mit Letzterem sofort.

Die Übungen erschienen mir erstaunlich einfach, wenngleich ich in einem Hotelzimmer dem Nachbarn unter mir zuliebe auf das Knieheben verzichte.

Auf einer Reise nach Australien, wo ich Freunde aus Zeiten des Medizinstudiums traf, entdeckte ich das sogenannte »Parkbank-Workout« – ähnlich den Übungen, die Peta hier erläutert. Neben vielen der oben genannten Übungen enthält das australische Parkbank-Workout auch eine echte Mörderübung, den Dip-und-Kick. Sie beginnt wie der Trizeps-Dip, wird aber schnell noch weitaus anstrengender. Sie beginnen mit den Händen hinter dem Körper auf der Bank, die Ellbogen im 90-Grad-Winkel gebeugt und das Gesäß einige Zentimeter über dem Boden. Anstatt sich zu strecken, beginnen Sie dann kräftig zu treten und führen dabei so viele Kicks aus wie in 30 Sekunden nur möglich.

Ich habe diese spezielle Übung nie wirklich gemeistert, wenngleich *Fast Strength*-Workouts im Allgemeinen wahre Wunder für meine Fitness wirken. Ich schaffe mittlerweile 35 Liegestütze in 30 Sekunden und 20 Kniebeugen, ohne umzufallen. Ich habe Bauchmuskeln entdeckt, von denen ich viele Jahre lang nichts gesehen hatte. Ich kann zwar noch kein Six-Pack vorweisen, aber die Richtung stimmt! Als ich zuhause Liegestütze machte, entdeckte ich vor Kurzem einen Stapel halbleerer Pizzakartons unter unserem Bett. Ich frage mich, wer von den Kindern sie wohl dort deponiert hat.

Was passiert, wenn Sie an einen toten Punkt kommen?

Wie bei allen Trainingsprogrammen werden Sie auch hier irgendwann an einen Punkt kommen, wo Ihr Körper sich an die Trainingsbelastung angepasst hat und nicht mehr so sehr darauf anspricht wie zuvor. Diesen Punkt bezeichnet man auch als Fitness-Plateau – wir alle erleben das von Zeit zu Zeit. An diesem Punkt müssen Sie Ihr Programm adaptieren, das Workout um eine Stufe höher schrauben, damit der Körper wieder darauf anspricht.

Das muss nicht unbedingt heißen, dass die Einheit länger werden muss, obwohl Sie natürlich zwischen längeren und kürzeren Workouts abwechseln können. Fortschritte lassen sich auch durch eine Steigerung der Intensität oder Geschwindigkeit der »Anstrengungen« erzielen, indem Sie versuchen, innerhalb einer festgelegten Zeit mehr Bewegungen zu schaffen, oder indem Sie die Erholungsphase verkürzen, um auf mehr »intensive Schübe« zu kommen.

Vergessen Sie die Fabel von der Schildkröte und dem Hasen. Wenn wir über *Fast Fitness* sprechen, geht es wirklich um kurze Phasen großer Anstrengung. Im nächsten Kapitel sehen wir uns an, wie Sie *Fast Fitness* in Ihren Alltag integrieren können.

Fast Fitness in der Praxis

Ich habe meine Art zu trainieren über die Jahre hinweg meinem Lebensstil angepasst. Als Teenager und noch in meinen Zwanzigern verbrachte ich täglich einige Stunden damit, meine Laufzeiten und meine Leistung zu verbessern. Doch heute, als berufstätige Mutter eines achtjährigen Sohnes, ist mein Tag mit Arbeit, Verabredungen und diversen anderen Terminen und Verpflichtungen zugepflastert. Es zieht mich immer noch nach draußen, an die frische Luft der Chilterns, der südostenglischen Hügellandschaft, in der ich lebe. Aber ich habe nicht mehr die Zeit für – oder den Wunsch nach – langen Workouts. Und ich habe festgestellt, dass kurze, intensive HIT-Einheiten genau das sind, was ich brauche.

Wann trainiert man am besten?

Wirklich attraktiv an *Fast Fitness* ist, dass sich das Training ganz leicht in den Tag integrieren lässt. Auch wenn es hektisch zugeht, lassen sich immer einige Minuten für ein solches komprimiertes Workout einplanen. Besser ist es jedoch, die Übungen nicht nur »nach Möglichkeit irgendwo einzubauen«. Wenn Sie sich regelmäßig auf eine bestimmte Zeit festlegen, werden Sie das Programm eher umsetzen.

Bringt das Training zu einer bestimmten Tageszeit mehr?

Wenn Sie auf Leistung ausgerichtet sind, dann ist vielleicht der späte Nachmittag oder frühe Abend die bessere Zeit für ein Workout. Forscher der John Moores University Liverpool konnten nachweisen, dass Personen, die dasselbe Workout zu verschiedenen Tageszeiten ausführen (5 Uhr, 11 Uhr, 17 Uhr und 23 Uhr) ihren Einsatz am frühen Morgen als den intensivsten empfinden – auch wenn dies keineswegs den Tatsachen entspricht. Bei Top-Schwimmern hat sich gezeigt, dass ihre Leistung bei morgendlichen Trainingseinheiten um 10 Prozent geringer ausfällt.

Warum ist das so? Die Körpertemperatur ist morgens am niedrigsten, steigt dann allmählich um etwa ein Grad Celsius und erreicht den höchsten Wert um die Mittagszeit. Sie bleibt bis etwa 19 Uhr recht hoch, dann beginnt sie wieder abzufallen.

Wenn man etwas hochtouriger läuft, die Muskeln wärmer sind, kann das zu einer Verbesserung der Leistung beitragen und außerdem das Verletzungsrisiko verringern. Vor diesem Hintergrund scheinen die Stunden zwischen Mittag und 19 Uhr einen idealen Trainingszeitraum darzustellen.

Dennoch ist der Nachmittag nicht unbedingt optimal für ein Training geeignet. Sportwissenschaftler der Universität Glasgow vertreten die Ansicht, dass das Training am Morgen manchen Menschen zwar schwerer fällt, andererseits aber sehr positiv auf die Stimmung wirkt. Ihre Forschungen, publiziert in der Zeitschrift *Appetite*[1], zeigten, dass Frauen, die um 8.15 Uhr einen Aerobic-Kurs besuchten, eine Steigerung des Wohlbefindens um 50 Prozent erzielten, jene, die um 19.15 Uhr trainierten, dagegen nur um 20 Prozent.

Es gibt außerdem Hinweise, dass Sie mehr Fett verbrennen, wenn Sie vor dem Frühstück, in nüchternem Zustand, trainieren.

In Wahrheit ist jeder von uns anders, und die beste Zeit für ein Workout ist die, die am besten zu Ihnen passt. Meine optimale Zeit ist nach dem morgendlichen Aufbruch in die Schule, bevor ich mich an meine Arbeit mache. Ich stehe auf und ziehe sofort meine Trainingskleidung an, damit ich gleich loslegen kann, sobald ich nach Hause komme. Das Training ist Teil meiner täglichen Routine, damit sinkt die Gefahr, Ausreden zu finden.

Michael dagegen teilt sein Training auf unterschiedliche Tageszeiten auf. Er macht seine *Fast Strength*-Übungen am Morgen nach dem Aufstehen (wenn er sie dann nicht macht, vergisst er sie oft vollkommen). Er absolviert sein HIT am frühen Abend in Form von *Fast Fitness*-Training auf dem Fahrrad auf dem Rückweg von der Arbeit oder gleich nach seiner Rückkehr.

Alle Fachleute sind sich darin einig, dass Bewegung zu irgendeiner Tageszeit besser ist als gar keine, und dass Beständigkeit entscheidend für Fortschritte ist. Amerikanische Studien weisen nach, dass man durch konsequentes tägliches Training zur selben Zeit wesentliche Vorteile erzielen kann – interessanterweise konnten Gewichtheber, die jeden Tag um dieselbe Zeit trainierten, mehr Kraft zulegen als jene, die ihr Training zu verschiedenen Zeiten absolvierten – wahrscheinlich weil sie sich eher an ihr Schema hielten.[2]

155

Ist eine Abneigung gegen Bewegung angeboren?

Wir haben bereits erwähnt, dass das Ausmaß des Nutzens, den wir mit Bewegung erreichen können, bis zu einem gewissen Grad genetisch angelegt ist. Dasselbe dürfte für den Spaß gelten, den wir an der Bewegung haben.

Man könnte annehmen, dass jeder von uns von Natur aus Bewegung lieben müsste, wenn sie uns wirklich so guttut, wie alle behaupten. Das Problem ist nur, dass aus Sicht der Evolution nie die Notwendigkeit bestand, Bewegung so angenehm zu machen wie Sex oder Essen. In der Vergangenheit gab es keinen Überlebensvorteil durch Laufen oder Liegestütze. Es wäre sogar einer Verschwendung wertvoller Energie gleichgekommen, solange Kalorien knapp waren. Unsere Ahnen bewegten sich, um zu überleben.

Studien weisen nach, dass manche Menschen Bewegung zwar genießen, andere aber ganz und gar nicht. Sie scheinen von vornherein negativer zu reagieren, wenn sie ins Keuchen und Schwitzen geraten, ihre Stimmung fällt in den Keller, wenn sie zu Bewegung gezwungen sind. Die Folge: Sie geben frühzeitig auf.

Das Schöne an *Fast Fitness* ist, dass es schnell vorbei ist. Für all jene, die nicht mit Liebe zur Bewegung gesegnet sind, ist diese Methode vielleicht leichter durchzuhalten. Die HIT-Studien zeigen jedenfalls, dass es zwar anstrengend ist, die Leute es aber dennoch dem langwierigen konventionellen Training vorziehen.

So weit, so gut – die meisten Menschen benötigen dennoch Hilfe, um bei einem neuen Trainingsprogramm zu bleiben, auch wenn es kurz ist. Zum Glück können wir nicht nur unseren Körper hin zu mehr Effizienz trainieren, sondern auch unsere Einstellung empfänglicher machen für motivierende Auslöser.

So bleibt die Motivation

Etwas Neues zu beginnen ist einfach. Dabei zu bleiben ist hingegen schwierig. Es hilft, schon vor Beginn des Trainingsprogramms SMART zu planen. Gedanken wie »Ich würde ganz gerne etwas Gewicht abnehmen« oder »Es wäre schön, ein bisschen fitter zu sein« reichen nicht, um die Motivation aufrechtzuhalten, wenn Sie gerne ein wenig länger im Bett bleiben oder mit dem Auto fahren möchten, anstatt zu Fuß zu gehen. Planen Sie …

… **spezifisch:** Denken Sie darüber nach, was genau Sie tun werden. Legen Sie fest, an welchen Tagen Sie wann trainieren werden, und machen Sie sich ernsthaft Gedanken darüber, wie Sie sicherstellen, dass Sie auch durchhalten. Wenn Sie beispielsweise in der Regel dienstags lange arbeiten, setzen Sie nicht gerade für diesen Tag eine Trainingseinheit an.

… **messbar:** Blutwerte? Taillenumfang? VO_2max? Führen Sie ein Trainingstagebuch, in dem Sie Ihre Ausgangsdaten für Leistung,

Fitness oder Gesundheit festhalten oder auch einfach nur die Anzahl der Einheiten, die Sie in einer Woche schaffen. Michael nutzt als Motivationshilfe ein Foto, auf dem er so richtig dick und untrainiert aussieht.

… **ausführbar:** Die anvisierten Ziele müssen realistisch und erreichbar sein. Sie werden sich nicht über Nacht von einem ausgesprochenen Bewegungsmuffel in einen Fitnessfreak verwandeln. Nehmen Sie sich nicht vor, fünf Kilo abzunehmen, sagen Sie sich stattdessen lieber: »Ich werde diese Woche jeden Tag zu Fuß die Treppe hochgehen.«

… **rentabel:** Feiern Sie Ihre Erfolge (auch dass Sie den Anfang gemacht haben!). Belohnen Sie sich – aber nicht mit einem Muffin. Lassen Sie andere an Ihrem Erfolg teilhaben.

… **termingebunden:** Setzen Sie sich einen festen Termin, absolvieren Sie das gewählte Trainingsprogramm mindestens drei Monate lang. Sobald Sie Veränderungen sehen, werden Sie eher dabeibleiben.

Trainingsstrategien

Wir haben zwei Möglichkeiten, mit dem psychischen Druck während des Trainings umzugehen: Entweder wir fühlen in unseren Körper hinein, oder wir versuchen auszublenden, denken an etwas anderes und lenken uns ab.

Ich selbst bin der Typ, den Sportpsychologen einen »Assoziierer« nennen: Ich kann kilometerweit laufen, ohne mich zu langweilen oder ablenken zu müssen, mich mit Musik oder anderen Methoden zu »dissoziieren«. Das Gute an HIT ist, dass es in den meisten Fällen so viel Fokus erfordert, dass gar keine Langeweile aufkommen kann. Selbstaffirmation durch Mantras hilft sicher. Wenn Sie einen zusätzlichen Kick benötigen, um dranzubleiben, versuchen Sie es mit den folgenden Mantren: »Du schaffst es!«, »Bleib dran!«, »Weiter, weiter, weiter!!!«, »Gleich hast du's!«, »Nicht mehr lange!« oder »Ich mache das!«.

Achten Sie darauf, welche Teile Ihres Körpers sich am meisten anstrengen, etwa die Beine beim Radfahren oder Laufen. So können Sie Tempo und Rhythmus leichter halten. Wenn Sie müde werden, können Sie diese Empfindung anders interpretieren. »Dieses Brennen in meinen Oberschenkeln ist gut – es bedeutet, dass ich meine Arterien reinige, Fett verbrenne.« Wenn Sie Ihren Fokus beibehalten, werden Sie auch warnende Signale Ihres Körpers eher wahrnehmen, die Ihnen signalisieren, wenn Sie es übertreiben. An manchen Tagen müssen Sie einfach sanfter mit Ihrem Körper umgehen.

Acht Wege, den inneren Schweinehund zu besiegen

HIT ist unglaublich zeitsparend, doch es wird trotzdem immer wieder Gründe geben, darauf zu verzichten. Hier sind einige Tipps, um Ihnen zu einem Sieg gegen den inneren Schweinehund zu verhelfen:

1. Legen Sie ein schriftliches Versprechen ab, etwa nach dem Muster: »Ab morgen Abend, wenn ich von der Arbeit nach Hause komme, absolviere ich dreimal pro Woche eine zehnminütige HIT-Einheit auf dem Heimtrainer.« Heften Sie dieses Versprechen an die Wand, tragen Sie es in den Kalender ein, aktivieren Sie die Erinnerungsfunktion im Handy. Was auch immer für Sie funktioniert, aber je gründlicher Sie sich alles überlegt haben, desto wahrscheinlicher werden Sie es auch tatsächlich tun.

2. Sagen Sie allen in Ihrem Umfeld, was Sie zu tun beabsichtigen und wann. Etwas öffentlich anzukündigen macht die Umsetzung wahrscheinlicher.

3. Trainieren Sie gemeinsam mit anderen. Wenn Sie eine Runde Joggen mit HIT-Einheit oder ein wenig Fast Walking planen, suchen Sie sich dafür einen Partner. Einer der Hauptgründe, warum Menschen sich an einen Trainer wenden, besteht darin, dass sie sich dann aufraffen, auch wenn sie keine Lust haben zu trainieren.

4. Schließen Sie sich einer Gruppe oder einem Club an. Gründen Sie eine Gruppe, die sich regelmäßig zum Training im Park trifft. Aber seien Sie nicht zu ehrgeizig, denn das könnte sich als Hindernis entpuppen. Michaels Mutter spricht seit 30 Jahren davon, sich einer Walking-Gruppe anzuschließen. Sie hat es immer noch nicht getan.

5. Schreiben Sie eine Liste möglicher Ausreden: Ich habe keine Schuhe, die Sportkleidung ist in der Wäsche, ich bin müde, es ist kalt, ich mache es morgen, der Hund hat sich gerade übergeben… Nehmen Sie sich jede Ausrede einzeln vor – und schreiben Sie die Lösung dazu. Wenn Sie mögliche Hindernisse vorhersehen, sinkt die Gefahr des Nachlassens.

6. Sorgen Sie für optische Erinnerungen. So wie Sie viel eher Kekse essen werden, wenn Sie Kekse sehen, werden Sie auch eher trainieren, wenn Sie die Erinnerungen vor sich sehen. Stellen Sie Ihre Laufschuhe neben die Eingangstür, den Heimtrainer ins Wohnzimmer und hängen Sie Ihre Wäsche nicht auf den Crosstrainer.

7. Hüten Sie sich vor der inneren Stimme, die sagt: »Das ist reine Zeitverschwendung.« Rufen Sie sich Ihre Ziele ins Gedächtnis. Denken Sie daran, dass Sie sich nach dem Training besser fühlen werden. Oder denken Sie einfach an etwas anderes. Ihre innere Stimme muss nicht immer Beachtung finden.

8. Ihre Hindernisse sind nicht dieselben wie meine. Aber Sie müssen mit ihnen rechnen und sie prüfen, wenn Sie ein Programm begonnen haben. Die Betrachtung Ihrer Erfahrungen erleichtert es Ihnen, regelmäßige Bewegung zur Gewohnheit werden zu lassen.

Essen und *Fast Fitness*

Wie jeder engagierte Sportler und jedes Fitnessstudio-Mitglied weiß, sind Energieriegel, Sportgetränke, Regenerationsdrinks und Protein-Shakes längst ein Industriezweig. Die gute Nachricht? Für *Fast Fitness* brauchen Sie nichts von alledem. Halten Sie sich stattdessen an ein paar einfache Ge- und Verbote:

★ Versuchen Sie nicht, unmittelbar nach dem Essen *Fast Fitness* zu trainieren. Das scheint ziemlich offensichtlich, aber die größte Gefahr sind nicht Krämpfe, sondern Erbrechen. Michael absolviert sein HIT gerne auf dem Heimweg von der Arbeit oder sobald er zuhause angekommen ist. HIT hält ihn auch vom Naschen ab.

★ Bunkern Sie vor dem *Fast Fitness*-Training keine Kohlenhydrate. Die Überzeugung, man müsste vor dem Training extra viele Kohlenhydrate aufnehmen, hält sich hartnäckig. Wenn Sie nicht mehr als eine Stunde intensiv trainieren, reichen Ihre Kohlenhydratvorräte locker aus. Viel Pasta zu essen macht Sie einfach nur fett.

★ Ebenso wenig müssen Sie *nach* dem *Fast Fitness*-Training Kohlenhydrate einwerfen. Vielleicht fühlen Sie sich ein bisschen wacklig, aber Sie wollen Ihre Glykogenspeicher ja aufbrauchen, also sollten Sie sie nicht sofort wieder auffüllen. Wer drei HIT-Einheiten pro Woche absolviert, braucht kein spezielles »Nachtanken«.

★ Was das Trinken angeht, so werden Sie bei *Fast Fitness* nicht zum Schwitzen kommen und daher während des Trainings auch nicht trinken müssen. Aber trinken Sie, wenn Sie durstig sind. Doch hüten Sie sich vor Sportgetränken – sie sind nur teurer Zucker. Wenn Sie lange unterwegs waren und viel geschwitzt haben, sind fettarme Milch oder Wasser optimal geeignet, um wieder Flüssigkeit aufzunehmen.

Gibt es also irgendetwas, das Sie bei *Fast Fitness* unterstützt? Nun, es gibt einige Nahrungsmittel und Getränke, für die aus wissenschaftlicher Sicht einiges spricht. Dazu zählen vor allem die folgenden:

Rote-Bete-Saft: Der milde Saft ist reich an Nitraten und erhöht daher den Stickoxidspiegel im Körper. Stickoxid beeinflusst unter anderem Blutfluss und Zellkommunikation. Wissenschaftler der Universität Exeter stellten fest, dass Testpersonen, die pro Tag 500 ml Rote-Bete-Saft tranken, länger durchhielten, bevor sie müde wurden.

Weichselsaft: Studien der Universität Northumbria zeigten, dass zwei Portionen Weichselsaft pro Tag, vor einem Marathon fünf Tage lang getrunken, zu einer rascheren Erholung und weniger Muskelschmerzen nach dem Lauf führten. Die in

Montmorency-Glasweichseln enthaltenen sekundären Pflanzen-stoffe, besonders die Anthozyanine, wirken entzündungshem-mend und antioxidativ und scheinen darüber hinaus die Rege-neration zu begünstigen. Allerdings treten dieses Vorteile nur bei Ausdauersportlern klar zutage.

Natron: In einer kleinen Studie konnten einige Schwimmer, die eine Stunde vor dem Start Natron einnahmen, ihre Leis-tung über 200 Meter um etwa eine Sekunde verbessern. Etwa 20 Gramm (4 Teelöffel) Natron, in etwas Wasser gelöst vor dem Sport auf nüchternen Magen eingenommen, sollten den Zweck erfüllen. Wer mit Natron dopen möchte, sei hingegen gewarnt: Es schmeckt alles andere als gut und kann zu einer Magenver-stimmung führen.

Ingwer: Die entzündungshemmende und schmerzlindernde Wirkung der Ingwerwurzel ist bekannt. Eine randomisierte kontrollierte Studie an der Universität Georgia[3] wies nach, dass die tägliche Aufnahme von Ingwer Muskelschmerzen nach dem Sport reduziert. Die Probanden wurden gebeten, an elf aufei-nanderfolgenden Tagen Ingwerkapseln oder ein Placebo einzu-nehmen und dann am achten Tag eine Reihe von schwierigen Übungen auszuführen. Die Einnahme von Ingwer reduzierte den belastungsinduzierten Schmerz um 25 Prozent. Das ist der Einnahme von Ibuprofen sicherlich vorzuziehen.

Kinder und HIT

Von Kindern können wir eine ganze Menge lernen. Wenn Sie sich je auf dem Pausenhof einer Grundschule oder auf einem Spielplatz aufgehalten haben, werden Sie unverfälschtes HIT selbst miterlebt haben. Für Kinder bis zu zehn Jahren ist HIT ganz natürlich.

Ich habe beobachtet, wie mein achtjähriger Sohn mit unserem Border Collie herumtobte – im Wechsel aus Sprint und Erholung –, ohne auch nur zu ahnen, dass er genau das tat, was die wissenschaftliche Welt im Sturm eroberte. In diesem Alter ist der Körper physiologisch darauf ausgelegt, sich schnell in kurzen Schüben zu bewegen. Junge aerobe Systeme fahren schneller hoch als erwachsene, produzieren die für Bewegung benötigte Energie unabhängig von der Intensität. Und die kurze Aufmerksamkeitsspanne der Kinder sorgt dafür, dass sie für den Stop-and-Go-Stil von *Fast Fitness* perfekt ausgerüstet sind.

Dies bedeutet jedoch keinesfalls, dass Kinder ein HIT-Workout durchführen sollten, wie es in diesem Buch beschrieben wird. Strukturierte Bewegung sollte sich in jungen Jahren auf ein gelegentliches Fußball- oder Basketballspiel beschränken. Kinder müssen sich frei und ungehemmt bewegen, ohne Druck und ohne Stoppuhr – ja, ohne überhaupt zu merken, dass sie Bewegung machen. Kinder sind ein gutes Beispiel für uns alle. Sie neigen nicht nur von Natur aus zu *Fast Fitness*, sie bewegen sich auch viel, zappeln herum. Und genau das ist, wie Michael im nächsten Kapitel erklären wird, ausschlaggebend. HIT ist eine gute Sache, aber das alleine reicht nicht. Ideal ist eine Kombination mit gesteigerter allgemeiner Aktivität.

Aktiv bleiben
unter Michaels Anleitung

Vielleicht möchten Sie diesen Abschnitt des Buches im Stehen lesen. Oder beim Spazieren? Sie erinnern sich, dass die Jäger-und-Sammler-Methode, die wir im Kapitel »Schon Jäger und Sammler betrieben *Fast Fitness*« beschrieben haben, weitaus mehr umfasst als nur kurze Phasen intensiver Bewegung. Auch eine vermehrte Aktivität im Alltag ist entscheidend. Erst die Kombination aus beidem wirkt nachhaltig auf Gesundheit, Fitness, Körpergewicht und Wohlbefinden.

Wir alle kommen in den Genuss des technischen Fortschritts. Unser Heim ist ausgestattet mit zahlreichen arbeitssparenden Geräten. Mobiltelefone, PCs und Fernseher sind längst selbstverständliche, liebgewonnene Bestandteile unseres Lebens geworden. Aber die Technik hat auch einiges angerichtet. Sie hat uns unglaublich träge gemacht.

Der durchschnittliche Taillenumfang einer Frau mittleren Alters in den 1950er-Jahren betrug umwerfend anmutige 71 Zentimeter. Heute sind es 86 Zentimeter. Diese 15 Zentimeter mehr – 15 Zentimeter unnötiges und ungeliebtes Fett – sind zum Teil darauf zurückzuführen, dass moderne Frauen nicht annähernd so viele Kalorien unter anderem bei der Hausarbeit verbrennen wie noch ihre Großmütter. Das liegt nicht etwa daran, dass Frauen nachlässiger geworden sind oder Männer sich aktiver an der Hausarbeit beteiligen. Das Problem sind all diese wunderbaren arbeitssparenden Geräte.

Noch vor sechzig Jahren konnte eine Frau locker 1000 Kalorien pro Tag allein durch die Hausarbeit verbrennen. Heutzutage lassen wir vieles Geräte erledigen. Nur sehr wenige Menschen möchten die Uhr zurückdrehen, aber irgendwie müssen wir einen Weg finden, den Kalorienverbrauch in unserem alltäglichen Leben zu erhöhen.

Fort mit dem Stuhl!

Denken Sie einmal daran, wie viele Stunden am Tag Sie sitzend verbringen. Weniger als acht? Mehr als zehn? Einige Experten behaupten, dass viele von uns bis zu zwölf Stunden am Tag auf unserem gut gepolsterten Gesäß sitzen und auf den Computerbildschirm oder Fernseher starren. Wenn Sie nun die acht Stunden dazurechnen, die wir schlafen, ergibt das immerhin 20 Stunden »Sesshaftigkeit«. Auweh!

Das Problem ist, dass wir uns alle etwas vormachen, wenn es darum geht, wie viel wir uns wirklich bewegen. Um herauszufinden, wie viel oder wie wenig ich mich an einem durchschnittlichen Tag bewege, traf ich mich mit Jim Levine, Professor für Medizin an der Mayo Clinic in den USA. Er begeistert sich schon sein ganzes Leben lang für die Erforschung von Bewegung. Als er jung war, maß er die durchschnittliche Geschwindigkeit, mit der sich Schnecken – mit und ohne Haus – durch den Garten bewegten. Er beschäftigt sich auch heute noch mit körperlicher Aktivität, mit dem Unterschied, dass er nun bei seinen Forschungen kompliziertere Geräte einsetzt und seine Probanden größer sind. Viel größer.

Jim ist Spezialist für Adipositas. Er vertritt die Auffassung, dass das Geheimnis für ein langes und gesundes Leben in der Steigerung dessen liegt, was er als NEAT bezeichnet, »Non Exercise Activity Thermogenesis« oder Aktivitätsthermogenese ohne Sport. Wie Jim erklärt, geht es bei NEAT um die Kalorien, die wir im Alltag verbrennen – beim Aufstehen am Morgen, beim Zubettgehen am Abend und bei all unseren Bewegungen während des Schlafens.

Damit in unserem körperlichen System Energie verbraucht wird, müssen wir uns etwa jede halbe Stunde bewegen. Und doch verbringen viele von uns, wie Jim erzählt, regelmäßig zwölf Stunden pro Tag in einem Sessel. Es ist eine außergewöhnliche Statistik. »Sitzen allein scheint schon ein Killer zu sein«, sagt Jim. »An den Sessel gefesselt zu sein schadet unserem Körper, es bringt Millionen Menschen buchstäblich um. Wer hätte je gedacht, dass ein Sessel tödlich sein kann?«

Das Problem ist, dass wir beim Sitzen nicht nur kaum Kalorien verbrennen – wenn wir zu lange inaktiv sind, passieren seltsame Dinge. Langes Sitzen wurde mit einer drastischen Verringerung der Aktivität eines wichtigen Enzyms, der Lipoproteinlipase, in Verbindung gebracht, die Blutfette spaltet und diese als Brennstoff für die Muskeln verfügbar macht. Diese Verringerung der Enzymaktivität führt zu einem erhöhten Spiegel an Triglyzeriden und Fetten im Blut und erhöht das Risiko einer Herzerkrankung. Langes Sitzen führt darüber hinaus nachweislich zu einem starken Blutzuckeranstieg nach den Mahlzeiten und schafft so die perfekten Ausgangsbedingungen für Typ-2-Diabetes.

Ich betrachte mich selbst als relativ aktiv, daher fiel es mir zunächst schwer zu glauben, dass ich wirklich so träge war, wie Jim andeutete. Zwölf Stunden langes Sitzen am Tag? Ich wollte Beweise. Er zog aus seiner schicken Lederaktentasche die außergewöhnlichsten Unterhosen hervor, die ich je gesehen hatte.

»Das«, erklärte Jim, »ist NEAT-Unterwäsche, wir nennen sie gerne Zappelhosen.« Die Hosen sind mit mehreren Sensoren und Beschleunigungsmessern ausgestattet, die jede Bewegung des Trägers erkennen und auf einem Mikroprozessor speichern. »Wenn Sie diese Dinger einen Tag lang tragen«, fuhr Jim fort, »sehen wir alles, was Sie tun, 20-mal pro Sekunde, Tag und Nacht.«

Zwei Wochen später trafen wir uns zu einer Besprechung der Ergebnisse – natürlich im Stehen. Jims Reaktion war alles andere als ermutigend. »Oje, oje, oje!«, sagte er. Anscheinend hatten meine Zappelhosen offenbart, dass ich an einem durchschnittlichen Tag gar nicht allzu viel gezappelt hatte. Es gab Bewegung, Stopp, Bewegung, Stopp, aber das meiste davon war ein Stopp. Konkret zeigten Jims Hosen, dass ich mindestens elf Stunden pro Tag sitzend verbrachte, manchmal mehrere Stunden am Stück. Während langer Sitzungen wurde ich geradezu komatös.

Diese Ergebnisse waren ernüchternd. Ich wusste bereits, dass ich viel Zeit mit Sitzen und Denken verbrachte, aber doch sicher nicht *so* viel. Also beschloss ich herauszufinden, was passieren würde, wenn ich gezielt versuchte, mich mehr zu bewegen.

Ich zog wieder die Zappelhosen an und bemühte mich 24 Stunden lang in Bewegung zu bleiben, ohne Sport zu betreiben. Es war unmöglich, den Schreibtisch ganz zu meiden, aber ich verzichtete beispielsweise auf den Aufzug und ergriff jede Gelegenheit, aufzustehen und mich ein wenig zu bewegen, absolvierte etwa mein Brainstorming mit Kollegen während eines Spaziergangs.

Als ich die Hosen zurückbrachte, lobte mich Jim. »Glückwunsch«, sagte er, »Sie haben Ihre NEAT verdoppelt. Wir sprechen hier von einem Verbrauch von 500 Kalorien zusätzlich an einem Tag durch einige einfache Veränderungen. Und wie viel Schweiß hat Sie das gekostet? Sicher keinen …«

In Bewegung bleiben ist nicht nur gut für den Kalorienverbrauch. Es wirkt sich auch stark auf die Gesundheit aus. In einer neueren australischen Studie[1] untersuchten Forscher 70 gesunde Erwachsene und ließen sie eine Reihe von Experimenten durchführen, die mit schrecklich viel Sitzen verbunden waren. Im ersten Teil des Experiments sollten die Teilnehmer neun Stunden lang durchgehend sitzen. Alle paar Stunden wurden sie gebeten, einen Mahlzeitenersatz zu trinken. Kurz darauf wurde ihr Blutzucker- und Insulinspiegel gemessen.

Anschließend wurde genau der gleiche Ablauf wiederholt, nur wurden sie diesmal gebeten, vor den neun Stunden Sitzen etwa eine halbe Stunde in flottem Tempo zu gehen.

Und schließlich wurden die Probanden zu einem letzten Durchlauf gebeten, diesmal mussten sie alle 30 Minuten aufstehen und genau eine Minute und 40 Sekunden lang auf und ab laufen.

Bei der Analyse der Daten stellten die Forscher fest, dass die Testpersonen, wenn sie jede halbe Stunde aufstanden und auf und ab liefen, den Mahlzeitenersatz wesentlich besser verwerten konnten. Es kam nicht in dem Ausmaß zu einem Anstieg des Blutzuckers und Insulins wie bei reinem Sitzen. Der Blutzuckerspiegel war um 39 Prozent, der Insulinspiegel um beachtliche 26 Prozent niedriger.

Diese und ähnliche Studien zeigen deutlich, dass wir uns mehr bewegen müssen. Kurze Aktivitätsphasen können so effektiv sein wie eine wesentlich längere kontinuierliche Aktivität, wenn es um die Verbesserung von Zucker- und Fettwerten geht. Wenn Sie also einen Großteil Ihres Arbeitslebens im Sitzen verbringen, finden Sie einen Grund aufzustehen und sich zu bewegen – alle 30 Minuten.

Wo ist die Treppe?

Unsere moderne Gesellschaft sorgt auf vielerlei Weise dafür, dass wir möglichst wenige Kalorien verbrennen, vor allem durch das Auto. Eines meiner Lieblingsthemen ist jedoch die Treppe. Ich nehme so oft wie möglich statt des Aufzugs oder der Rolltreppen die normale Treppe, wenngleich diese meist nicht sonderlich einladend wirkt. Sobald Menschen etwa auf einer Rolltreppe stehen, erstarren sie und blockieren außerdem den Weg. Wirklich deprimierend ist jedoch, dass wir zwar eine Menge über die Vorteile von Bewegung wissen, moderne Architektur dies aber kaum unterstützt.

Als Sportwissenschaftler der Universität Loughborough die Verfügbarkeit von Treppen in neu gebauten Einkaufszentren, Flughäfen und anderen öffentlichen Gebäuden untersuchten, stellten sie fest, dass es jämmerlich wenige waren. Architekten planen neue Gebäude mit Rolltreppen und Aufzügen, um die Zugangsvorschriften zu erfüllen – die Treppen dienen höchstens der Evakuierung im Brandfall.

Doch wie Professor Gregory Heath von der School of Public Health an der Universität Tennessee wiederholt betont, besteht eine der besten Möglichkeiten, um die Menschen aktiver werden zu lassen, darin, gut sichtbar motivierende Schilder anzubringen, die sie veranlassen, die Treppe statt des Aufzugs zu benutzen. Das funktioniert natürlich nur, wenn die Treppe leicht auffindbar ist.

Unser Rat? Suchen Sie die Treppe, und benutzen Sie diese, wann immer Sie können. Sie ist nicht nur für HIT geeignet. Man kann sie auch benutzen, um schlicht von einer Etage in eine andere zu gelangen.

10 000 Schritte

Der einfachste Weg, aktiver zu werden, ist zu gehen. Wie bereits erwähnt, legt ein typischer Jäger und Sammler sechs bis zehn Kilometer am Tag zu Fuß zurück. Dies entspricht in etwa 10 000 Schritten, dem derzeit empfohlenen Ausmaß an Aktivität, das wir alle erreichen sollten. Viele von uns kommen nicht einmal in die Nähe.

In *The Step Diet*[2] zitieren die Autoren eine Harris-Umfrage, in deren Rahmen 1000 Amerikaner gebeten wurden, zwei Tage lang Schrittzähler (Pedometer) am Körper zu tragen. Sie fanden heraus, dass übergewichtige Menschen fast 2000 Schritte pro Tag weniger zurücklegten als schlankere Menschen, und dass die Hälfte aller Frauen über 50 nicht einmal die Hälfte des empfohlenen Wertes erreichte (Männer schnitten etwas besser ab).

Gehen verbrennt nur mäßig viele Kalorien, aber wenn Sie es ausreichend und regelmäßig tun, summiert sich das. Gehen hat auch andere, weniger offensichtliche Vorteile – nicht zuletzt die Tatsache, dass Gehen im Gegensatz zu Joggen nicht zu kompensierendem Essen zu führen scheint.

Um herauszufinden, welchen konkreten Unterschied Gehen machen kann, beteiligte ich mich an einem ungewöhnlichen Experiment von Dr. Jason Gill von der Universität Glasgow.

Wir trafen uns an einem kalten Wintermorgen in einem schottischen Café, wo mir Jason ein ausgiebiges Frühstück ans Herz legte. Speck, Eier, Würstchen und Brot, alles in Butter und Öl angebraten.

»Die Menge an Fett in diesem Frühstück«, erklärte er mir, »entspricht der Menge an Fett, die Menschen im Laufe eines Tages zu sich nehmen. Das Fett gelangt in Ihren Darm und dann in die Blutbahn, wo es eine Reihe von Veränderungen in Ihrem Stoffwechsel verursachen wird, und all diese Dinge werden das Risiko von Fettablagerungen an den Wänden der Blutgefäße erhöhen.«

Ich hielt inne, die Gabel auf halbem Weg zum Mund, um diesen Gedanken zu verdauen. »Wenn Sie nun finden, dass das schlecht klingt«, fügte er noch hinzu, »warten Sie, bis Sie es sehen.«

Vier Stunden später nahm Jason mir Blut ab, das er anschließend in einer Hochgeschwindigkeitszentrifuge in seine einzelnen Elemente trennte. »Das ist das Fett, das Sie beim Frühstück zu sich genommen haben, genau hier«, sagte er und deutete auf eine cremige, milchige Flüssigkeit oben im Reagenzglas. »Dieses Zeug zirkuliert seit einigen Stunden in Ihrem Körper. Wenn wir dies mit der Blutprobe vergleichen, die vor dem Frühstück abgenommen wurde, können Sie sehen, dass der Verzehr fettgebackener Speisen die Menge an Fett in Ihrem Blut verdoppelt hat.«

Durchaus etwas beunruhigt brach ich zu einem Spaziergang auf. Jason versicherte mir, dass schon wenige Kilometer Gehen einen messbaren Unterschied bewirken würden.

Am nächsten Morgen besuchte ich wieder dasselbe Café, um den zweiten Teil des Experiments zu absolvieren. Ich aß nochmals genau das Gleiche wie bereits am Vortag. Vier Stunden nach dem Essen nahm Jason mir wieder Blut ab und präsentierte mir anschließend die Ergebnisse.

»Sie sehen«, sagte er, »dass diese Probe heute bereits wesentlich weniger Fett enthält als die gestrige. Heute zirkuliert etwa ein Drittel weniger Fett in Ihrem Blut, ein Drittel weniger Fett, das mit den Wänden der Blutgefäße reagiert.«

Das Gehen am Nachmittag zuvor hatte Gene aktiviert, die das Enzym Lipoproteinlipase produzieren, und genau dieses Enzym hatte die Menge des zirkulierenden Fetts um erstaunliche 33 Prozent abfallen lassen. Ich war beeindruckt und brach sofort auf, um mir einen Schrittzähler zu kaufen.

Wenn ich nun versucht bin, einen kurzen Weg mit dem Auto zurückzulegen, denke ich an Jasons Blutproben.

Hochintensives Intervall-Walking – Fast Walking

Gehen ist gut, aber Fast Walking ist besser. Wie andere Formen von *Fast Fitness* besteht Fast Walking aus abwechselndem schnellen und langsamen Gehen.

In einer kürzlich in *Diabetes Care* veröffentlichten Studie[3] wurden 24 Testpersonen mit Typ-2-Diabetes gebeten, an fünf Tagen der Woche jeweils eine Stunde lang zu gehen. Zwölf von ihnen wurden aufgefordert, mit konstanter Geschwindigkeit zu gehen, die anderen zwölf wechselten drei Minuten zügiges Gehen mit drei Minuten gemächlichem Gehen ab. Alle Teilnehmer trugen Beschleunigungsmesser und Pulsuhren, um sicherzustellen, dass beide Gruppen gleich viel Arbeit verrichteten und gleich viele Kalorien verbrannten.

Am Ende der viermonatigen Studie zeigte sich, dass die Testpersonen, die Fast Walking, also zügiges Gehen betrieben hatten, ihre VO$_2$max um 16 Prozent gesteigert, Fett abgebaut und ihren Blutzuckerhaushalt verbessert hatten. Die Veränderungen waren weitaus größer als in der Gruppe mit der konstanten Gehgeschwindigkeit.

In einer weiteren Studie aus Japan[4] mit 248 Männern und Frauen verglichen die Forscher drei Minuten abwechselndes schnelles und langsames Gehen mit Gehen konstanter Geschwindigkeit. Auch hier beobachteten sie deutlich größere Verbesserungen in der Fast Walking-Gruppe. In dieser Studie absolvierten die Testpersonen fünf Einheiten Fast Walking pro Tag an vier Tagen der Woche.

Vorschläge für ein Fast Walking-Workout finden Sie auf Seite 132.

Zwölf einfache Möglichkeiten, mehr Bewegung in unser Leben zu bringen

Die folgenden Vorschläge stammen größtenteils von der Mayo-Klinik, wo Professor Jim Levine tätig ist.

1. Telefonieren Sie im Stehen. Sie verbrennen mehr Kalorien und klingen zudem energischer.

2. Wenn Sie längere Zeit an einem Schreibtisch sitzend arbeiten, könnten Sie vielleicht die Anschaffung eines Stehpults erwägen. Das ist ein Tisch, an dem man stehend arbeitet, wie es der Name bereits andeutet. Winston Churchill schrieb scheinbar einige seiner berühmtesten Reden an einem Stehpult.

3. Wenn Sie sitzen müssen, versuchen Sie es mit einem Stuhl ohne Rückenlehne oder sogar mit einem großen Sitzball. Das kräftigt die Kernmuskulatur und beugt einer nachlässigen Haltung und damit Rückenschmerzen vor.

4. Suchen Sie einen Kollegen persönlich auf, anstatt ihm eine E-Mail ins Büro nebenan zu schicken.

5. Gehen Sie mit den anderen Teilnehmern einer Konferenz eine Runde, anstatt sich sitzend in einem Raum zu versammeln.

6. Trinken Sie reichlich Wasser. Auf diese Weise führen Sie Ihrem Körper nicht nur ausreichend Flüssigkeit zu, sondern sorgen auch für mehr Wege zur Toilette – kurze, flotte Spaziergänge.

7. Anstatt eine Pause mit Kaffee und Snack einzulegen, machen Sie einen Spaziergang oder gehen Sie die Treppe hinauf und hinunter.

8. Wenn Sie normalerweise mit dem Bus oder Zug zur Arbeit fahren, steigen Sie eine Station früher aus und gehen Sie den Rest des Weges zu Fuß.

9. Wenn Sie mit dem Auto zur Arbeit fahren, parken Sie am anderen Ende des Parkplatzes.

10. Haben Sie stets Gymnastikbänder – elastische Bänder für Widerstandstraining – oder kleine Handgewichte in Reichweite. Machen Sie zwischen Sitzungen oder Aufgaben einige Übungen.

11. Organisieren Sie für die Mittagspause eine Walking-Gruppe. Möglicherweise sind Sie von Leuten umgeben, die nur darauf warten, ihre Turnschuhe zu schnüren. Genießen Sie die Gesellschaft, und ermutigen Sie sich gegenseitig, wenn Sie zu schwächeln beginnen.

12. Wenn Sie in der Stadt festsitzen, kleben Sie nicht auf einer Bank. Schnappen Sie Ihre Tasche, und bummeln Sie durch die Läden.

Zusammenfassend …

Wir können gar nicht oft genug betonen, dass *Fast Fitness* nur vollständig wirksam wird, wenn Sie insgesamt ein aktives Leben führen. Eines der entmutigenden Dinge beim Älterwerden ist, dass wir dazu neigen, fast unmerklich Gewicht zuzulegen. Die Kilos werden stetig mehr – meist um etwa ein bis eineinhalb Kilogramm pro Jahr –, zunächst kaum merkbar, aber letztlich doch eine ganze Kleidergröße. Einen der Hauptgründe hierfür stellt allgemeine Inaktivität dar.

Im Durchschnitt stehen dünne Menschen zwei Stunden länger pro Tag als diejenigen, die mehr Gewicht mit sich herumtragen. Lediglich durch mehr Stehen, Treppensteigen und Gehen, wo es möglich ist, sollten Sie etwa 350 zusätzliche Kalorien pro Tag verbrennen können. Im Laufe eines Jahres ergibt das die Kalorienmenge, die Sie verbrauchen, wenn Sie 1600 Kilometer laufen.

Bevor es losgeht...

Wie wir gesehen haben, ist die Wissenschaft von der Bewegung tatsächlich in Bewegung geraten. HIT – ultra-kurze Phasen intensiver Aktivität – hat sich als äußerst zeitsparende Möglichkeit erwiesen, Fitness und Gesundheit zu verbessern, vor allem wenn es (wie bei der Jäger-und-Sammler-Methode) mit vermehrter allgemeiner Aktivität kombiniert wird. Der Einsatz von HIT wird darüber hinaus allmählich von Leistungssportlern und jungen, gesunden Menschen auch auf jene ausgedehnt, die älter und weniger fit sind.

Wie bei allen Formen von Bewegung ist es wichtig, nicht zu übertreiben oder überstürzt mit HIT zu beginnen. Doch ich finde es ermutigend und zugleich überraschend, dass sich seine Sicherheit und Wirksamkeit bisher auch in Tests mit jenen Menschen erwiesen hat, die das höchste Risiko aufweisen, jenen, die bereits eine Herzerkrankung oder einen Schlaganfall hatten.

Das Schöne an *Fast Fitness* ist natürlich, dass die Anstrengung nur von kurzer Dauer ist. Damit ist es das perfekte Workout für eine Generation mit wenig Zeit. Es fügt sich unauffällig in Ihren Tag ein – so sehr, dass es zur Gewohnheit werden wird, wenn Sie dabeibleiben.

Es gibt in dieser Welt wenige Wunder, und auch dieses Buch bietet Ihnen keine Zauberformel. Wir empfehlen Ihnen vielmehr eine Veränderung Ihrer Einstellung, sodass Sie Bewegung nicht mehr als ungeliebte Pflicht ansehen, der Sie nachkommen müssen – ein weiterer Punkt auf Ihrer Aufgabenliste, für den am Ende einer anstrengenden Woche noch Zeit sein muss –, sondern stattdessen als kleinen, aber wichtigen Teil Ihres Alltags, eine Aktivität, die beinahe so instinktiv erfolgt wie das Aufstehen am Morgen und das Zähneputzen. Auf diese Weise sollte *Fast Fitness* lebbar, sogar angenehm werden.

Und das gilt, ob Sie nun gut auf aerobes Training ansprechen und Freude an der Bewegung haben, wie Peta, oder ob Sie, so wie ich, weniger darauf ansprechen und auch weniger Spaß dabei haben.

HIT ist für uns ein schnelles, hochwirksames Programm, das das bestehende Training ergänzt und seine Wirksamkeit maximiert. Für die Faultiere unter uns ist HIT auch deswegen ein wahrer Hit, weil es uns das mühselige Laufen oder Fitnessstudio erspart (das wir, wenn wir ehrlich sind, ohnehin niemals in Angriff genommen hätten) und dennoch viele der anderen Vorteile von Bewegung bietet, etwa eine vermehrte Fettverbrennung. Aber machen Sie sich bewusst, dass kein Trainingsprogramm jemals zu langfristiger Gewichtsabnahme führen kann, wenn Sie nicht gleichzeitig auf Ihre Kalorienzufuhr achten.

Bisher beschränken sich HIT-Studien vorwiegend auf Leistungssportler, Krankenhäuser und Labors. Es gibt jedoch Pläne für die Untersuchung seiner Wirksamkeit unter alltäglichen Bedingungen, besonders am Arbeitsplatz. Ich bin schon sehr gespannt auf die Ergebnisse dieser Studien.

Ein weiterer Forschungsbereich, der in diesem Buch bereits

angesprochen wurde, sind die Gefahren langen Sitzens. Ein Stuhl ist nicht nur ein nützliches Möbelstück, er kann wahrhaftig zum Killer werden. Anstatt stundenlang vor dem Computer oder Fernseher sitzend zu verbringen, sodass Zucker und Fett der letzten Mahlzeit unsere Arterien verstopfen können, müssen wir die Bedeutung der intermittierenden Bewegung erkennen, Gründe finden, aus unserem Sessel aufzustehen und einen kurzen Spaziergang zu machen oder uns einfach nur mindestens jede halbe Stunde kurz zu strecken.

Die Tatsache, dass wir immer mehr sitzen, mit all den Problemen, die dies mit sich bringt (ein erhöhtes Risiko an Diabetes zu erkranken, Herzerkrankungen, Demenz, um nur einige zu nennen), ist sicherlich Hinweis darauf, dass öffentliche Ermahnungen und Informationen nicht ausreichen. Wir brauchen Hilfe, um das Faultier in uns zu überwinden. Es gibt durchaus einige Beispiele für Städte, in denen Politiker, Architekten, Planer und Arbeitgeber zusammenarbeiten, um die physische Umgebung zu verändern – und zwar dahingehend, dass wir mehr Kalorien verbrennen können, um unseren Bauch nicht noch dicker werden zu lassen. Wir brauchen mehr Stadtzentren, in denen Radfahren ungefährlich ist und aus denen Autos weitgehend verbannt werden. Wichtig sind auch mehr Gebäude mit einladenden Treppen, ebenso wie Rolltreppen, die zum Gehen einladen, nicht zum Verharren.

Wir sind zur Bewegung geboren – manche von uns mit mehr Widerwillen als andere. Suchen wir nach Möglichkeiten, mehr zu tun. Und zwar schnell.

So lässt sich die Wirkung des Trainings messen

Sie können die folgenden Berechnungen selbst durchführen oder unsere englischsprachige Website **fast-exercises.com** besuchen, wo Sie weitere Informationen erhalten, die Berechnungen automatisch durchgeführt werden und Sie in einem Forum über trainingsbezogene Themen mitdiskutieren können.

Die Bedeutung der Herzfrequenz

Ihr Ruhepuls besitzt große Aussagekraft für Ihre zukünftige Gesundheit. Laut einer Studie mit 11 000 Personen, die 2008 in *The Lancet* publiziert wurde, sind Menschen mit einem Ruhepuls über 70 Schläge pro Minute durch ein höheres Risiko einen Herzinfarkt zu erleiden gefährdet. Bei regelmäßiger Bewegung sollte Ihr Ruhepuls sinken.

Spitzensportler können einen Ruhepuls von weniger als 40 Schlägen pro Minute haben. Mein Puls liegt bei etwa 64 Schlägen pro Minute.

Ihren Ruhepuls können Sie leicht ermitteln. Drehen Sie Ihre Hand mit der Handfläche nach innen. Legen Sie den Zeige- und Mittelfinger der anderen Hand auf das Handgelenk, knapp unter dem Daumen. Messen Sie Ihren Puls in entspannter Position vorzugsweise gleich morgens nach dem Aufstehen.

Maximale Herzfrequenz (max. HF)

Einige der Übungen sollen Ihren Puls auf 80 oder 90 Prozent der maximalen Herzfrequenz erhöhen. Wie aber berechnen Sie diese? Am einfachsten ist es, wenn Sie so schnell wie möglich etwa drei Minuten lang gegen Widerstand Rad fahren, einige Minuten pausieren und sich dann wieder einige Minuten so sehr wie möglich fordern. Ihre Herzfrequenz wird wahrscheinlich während dieser zweiten Anstrengungsphase den höchsten Punkt erreichen. Sie sollten dies jedoch nicht versuchen, wenn Sie auch nur den geringsten Zweifel an Ihrer Fitness haben.

Bei mir war der höchste Puls, den ich erreichen konnte 164, also beträgt meine max. HF 164.

Wenn Sie sanftere Methoden vorziehen, besteht die sicherste Möglichkeit für Sie in der Ermittlung Ihrer max. HF mithilfe einer der Berechnungsformeln, die bekannteste lautet 220 minus Lebensalter für Männer und 226 minus Lebensalter für Frauen. Das ist einfach, aber veraltet, eine verlässlichere Version für beide Geschlechter lautet: max. HF = $205{,}8 - (0{,}685 \times \text{Alter})$.

Auf dieser Grundlage beträgt meine max. HF 167, ist also gar nicht weit entfernt von dem Wert, den ich in der Praxis ermittelte.

Wenn Sie Ihre max. HF kennen, können Sie herausfinden, wie sehr Sie sich fordern müssen, wenn Sie einige der HIT-Übungen in diesem Buch ausführen – auch wenn Sie wahrscheinlich zusätzlich einen Pulsmesser benötigen werden, weil es weniger günstig ist, während des Trainings stehen zu bleiben, um die Herzfrequenz zu messen.

Die Kenntnis Ihrer max. HF hilft Ihnen außerdem, Ihre VO_2max zu berechnen.

VO₂max

VO_2max ist ein Maß für die aerobe Fitness, ein Wert mit hoher Aussagekraft für zukünftige Gesundheit. Die verlässlichste Methode, Ihre VO_2max zu ermitteln, ist die Bestimmung in einem dafür ausgestatteten Labor oder Fitnessstudio. Wenn Sie auf diese Möglichkeit nicht zurückgreifen können, gibt es auch andere Methoden, Ihre aerobe Fitness zu bewerten.

Die einfachste davon ist die Uth-Sørensen-Overgaard–Pedersen-Schätzung:

$$VO_2max = 15,3 \times \text{max. HF} / \text{Ruhe HF}$$

Da meine max. HF 164 und mein Ruhepuls 64 beträgt, berechnet sich nach dieser Formel meine VO_2max wie folgt: 15,3 x 164/64 = 39,2 ml/(kg/min).

Dieser Wert liegt ziemlich nahe an dem Ergebnis, das für mich im Labor ermittelt wurde, 37 ml/(kg/min). (Zum Vergleich: Petas VO_2max beträgt beachtliche 53 ml/(kg/min), das ist sehr viel für eine Frau ihres Alters.)

Sobald Sie Ihre VO_2max ermittelt haben, verwenden Sie die Tabellen auf der nächsten Seite, um zu sehen, wie gut Sie liegen. Für mein Alter werde ich mit »gut« bewertet.

Wenn Sie auf aerobes Training ansprechen, sollten Sie nach

spätestens sechs Wochen *Fast Fitness*-Training Verbesserungen Ihrer VO_2max feststellen.

FRAUEN							
Alter (Jahre)	Sehr schlecht	Schlecht	Annehm-bar	Durch-schnitt-lich	Gut	Sehr gut	Ausge-zeich-net
20-24	< 27	27-31	32-36	37-41	42-46	47-51	> 51
25-29	< 26	26-30	31-35	36-40	41-44	45-49	> 49
30-34	< 25	25-29	30-33	34-37	38-42	43-46	> 46
35-39	< 24	24-27	28-31	32-35	36-40	41-44	> 44
40-44	< 22	22-25	26-29	30-33	34-37	38-41	> 41
45-49	< 21	21-23	24-27	28-31	32-35	36-38	> 38
50-54	< 19	19-22	23-25	26-29	30-32	33-36	> 36
55-59	< 18	18-20	21-23	24-27	28-30	31-33	> 33
60-65	< 16	16-18	19-21	22-24	25-27	28-30	> 30

MÄNNER							
Alter (Jahre)	Sehr schlecht	Schlecht	Annehm-bar	Durch-schnitt-lich	Gut	Sehr gut	Ausge-zeich-net
20-24	< 32	32-37	38-43	44-50	51-56	57-62	> 62
25-29	< 31	31-35	36-42	43-48	49-53	54-59	> 59
30-34	< 29	29-34	35-40	41-45	46-51	52-56	> 56
35-39	< 28	28-32	33-38	39-43	44-48	49-54	> 54
40-44	< 26	26-31	32-35	36-41	42-46	47-51	> 51
45-49	< 25	25-29	30-34	35-39	40-43	44-48	> 48
50-54	< 24	24-27	28-32	33-36	37-41	42-46	> 46
55-59	< 22	22-26	27-30	31-34	35-39	40-43	> 43
60-65	< 21	21-24	25-28	29-32	33-36	37-40	> 40

Der Rockport-Walking-Test

Der sogenannte Rockport-Walking-Test stellt eine noch bessere Methode zur Bestimmung Ihrer VO_2max dar. Sie gehen in möglichst raschem Tempo 1,6 Kilometer und messen im Anschluss daran Ihre Herzfrequenz.

Die Formel:
VO_2max = 132,853 – (0,1692 × Gewicht) – (0,3877 × Alter) + (6,315 × Geschlecht) – (3,284 × Zeit) – (0,1565 × Herzfrequenz)

1. Ihr Gewicht wird in Kilogramm angegeben.

2. Geschlecht männlich = 1, weiblich = 0.

3. Sie messen die Zeit, die Sie für 1600 Meter brauchen, in Minuten und Sekunden.

Ich wiege 74 Kilogramm, bin 56 Jahre alt, männlich. Ich bewältigte die Distanz in 14 Minuten und 30 Sekunden (14,5 Minuten), meine Herzfrequenz lag am Ende bei 120 Schlägen pro Minute:

VO_2max = 132,853 - (0,1692 × 74) - (0,3877 × 56) + (6,315 × 1) - (3,284 × 14,5) - (0,1565 × 120) = 132,9 - 12,5 - 21,7 + 6,3 - 47,6 - 18,8 = 38,6

Alternative Möglichkeiten zur Bewertung der aeroben Fitness

Der Cooper-Test

Ein weiterer bewährter Test wurde von dem Physiologen Kenneth Cooper für die US-Luftwaffe entwickelt und erstmals im Jahr 1968 im *Journal of the American Medical Association* veröffentlicht. Er wird immer noch von vielen Leistungssportlern eingesetzt. In seiner ursprünglichen Form wird im Rahmen des Tests in zwölf Minuten auf einer 400-Meter-Tartanbahn eine möglichst große Distanz zurückgelegt. Ihre aerobe Fitness lässt sich dann aus der folgenden Tabelle ablesen:

COOPER-TEST (20-50+)						
		Sehr gut	Gut	Durch-schnittlich	Schlecht	Sehr schlecht
20-29	M	2800+m	2400-2800m	2200-2399m	1600-2199m	1600-m
	F	2700+m	2200-2700m	1800-2199m	1500-1799m	1500-m
30-39	M	2700+m	2300-2700m	1900-2299m	1500-1899m	1500-m
	F	2500+m	2000-2500m	1700-1999m	1400-1599m	1400-m
40-49	M	2500+m	2100-2500m	1700-2099m	1400-1699m	1400-m
	F	2300+m	1900-2300m	1500-1899m	1200-1499m	1200-m
50+	M	2400+m	2000-2400m	1600-1999m	1300-1599m	1300-m
	F	2200+m	1700-2200m	1400-1699m	1100-1399m	1100-m
COOPER-TEST (erfahrene Leistungssportler)						
	M	3700+m	3400-3700m	3100-3399m	2800-3099m	2800-m
	F	3000+m	2700-3000m	2400-2699m	2100-2399m	2100-m

Oraler Glukosetoleranztest

Zu den wichtigsten Dingen, die sich durch regelmäßige Bewegung erreichen lassen, gehört die bessere Regulierung des Blutzuckerspiegels nach einer Mahlzeit.

Ein beständig erhöhter Blutzuckerspiegel ist, auch wenn er nicht im Bereich Diabetes liegt, ein schlechtes Zeichen. Wird nichts dagegen unternommen, bindet sich überschüssige Glukose an Proteine im Körper (ein Prozess namens Glykation) und schädigt Arterien und Nerven. Dies kann wiederum zu Blindheit, Impotenz, Demenz und Herzerkrankungen führen.

Der orale Glukosetoleranztest ist ein wichtiges Maß für Ihre metabolische Fitness, dafür, wie gut und wie schnell Ihr Körper Glukose verwertet. Am besten lassen Sie den Test von Ihrem Arzt durchführen, Sie können ihn aber auch zu Hause selbst durchführen – allerdings sollten Sie das nicht tun, wenn Sie Typ-1- oder Typ-2-Diabetiker sind, an einer Nadelphobie leiden oder Grund zu der Annahme haben, dass eine erhebliche Zuckermenge in Ihrem Körper schwerwiegende Reaktionen hervorrufen könnte.

Der Test besteht darin, dass Sie auf nüchternen Magen 75 Gramm rasch verwertbare Kohlenhydrate zu sich nehmen, entweder in flüssiger oder fester Form, und deren Auswirkungen auf Ihren Blutzuckerspiegel beobachten.

Wenn Sie den Test zu Hause durchführen, müssen Sie zunächst ein einfaches Blutzuckermessgerät kaufen. Dieses ist in Ihrer Apotheke oder online erhältlich.

- Fasten Sie über Nacht (mindestens zehn Stunden), nehmen Sie nur Wasser zu sich.
- Dann lösen Sie 75 Gramm Glukose in 300 ml Wasser auf. Glukose können Sie im Reformhaus oder online kaufen. Herkömmlicher Haushaltszucker, Saccharose, besteht aus Glukose und Fruktose, ist also keineswegs dasselbe. Die Zuckerlösung muss innerhalb von wenigen Minuten getrunken werden.
- Alternativ können Sie auch 227 Gramm gekochte Kartoffeln essen, sie liefern ungefähr die gleiche Menge an Kohlenhydraten.
- Entscheidend ist, dass Sie den Test einige Monate später in genau der gleichen Weise wiederholen.

Sehen Sie auf die Uhr, sobald Sie Glukose oder Kartoffeln zu sich genommen haben. Messen Sie dann nach einer Stunde und ein weiteres Mal nach zwei Stunden Ihren Blutzuckerwert, und schreiben Sie das Ergebnis auf.

Die Interpretation der Ergebnisse

Zu hoch? Nach zwei Stunden sollte Ihr Blutzuckerspiegel unter 7,4 mmol/l (120 mg/dl) gefallen sein. Wenn nicht, dann könnten Sie unter Diabetes oder einer gestörten Glukosetoleranz leiden. Suchen Sie einen Arzt auf, der den Test vermutlich unter professionellen Bedingungen wiederholen wird.

Zu niedrig? Wenn Ihr Blutzuckerspiegel nach einer Stunde sehr hoch ist, nach zwei Stunden jedoch unter 3,9 mmol/l (70 mg/dl) abfällt, könnte dies ein Hinweis auf eine »reaktive Hypoglykämie« sein. Nachdem Sie die Glukose getrunken oder die Kohlenhydrate gegessen haben, steigt der Blutzuckerspiegel an, was wiederum die Bauchspeicheldrüse veranlasst, Insulin zu produzieren, um ihn wieder zu senken. Aber sie produziert zu viel Insulin, daher sinkt der Blutzuckerspiegel zu weit ab. Die Symptome sind vielfältig, Erschöpfung und Schwindel können auftreten. Suchen Sie auch dann einen Arzt auf.

Ist der Blutzuckerspiegel erhöht, das heißt, liegt er über 6,1 mmol/l (110 mg/dl), dann behalten Sie ihn im Auge. Sechs Wochen *Fast Fitness* sollten die Zuckerverwertung in Ihrem Körper positiv beeinflussen.

Muskel-Fitness

Regelmäßiges *Fast-Strength*-Training sollte Ihre Muskelkraft – je nach genetischer Anlage – erhöhen. Eine Möglichkeit, dies zu bewerten, ist die Anzahl der Liegestütze, die Sie in einer Minute ausführen können. Als Frau oder für den Fall, dass Sie weniger trainiert sind, möchten Sie vielleicht mit einer leichteren, modifizierten Variante beginnen, bei der Sie die Knie auf dem Boden aufsetzen.

Die folgende Tabelle beruht – ebenso wie der aerobe Fitness-Test auf Seite 189 – auf Forschungen am Cooper Institute for Aerobics Research in Dallas, Texas, wo man Daten von mehr als 100 000 Menschen zusammengetragen hat. Wie erwähnt, war Kenneth Cooper als Arzt bei der US-Luftwaffe tätig, er war unter den Ersten, die umfangreiche Forschungsarbeiten über aerobes Training durchführten, und veröffentlichte 1968 den Bestseller *Aerobics (Bewegungstraining)*.

MÄNNER Vollständige Liegestütze					
Alter	20-29	30-39	40-49	50-59	60+
Fabelhaft	62	52	40	39	28
Ausgezeichnet	47	39	35	30	23
Gut	37	30	24	19	18
Annehmbar	29	24	18	13	10
Schlecht	22	17	11	9	6
Sehr schlecht	13	9	5	3	2

FRAUEN Modifizierte Liegestütze					
Alter	20-29	30-39	40-49	50-59	60+
Fabelhaft	45	39	33	28	20
Ausgezeichnet	36	31	24	21	15
Gut	30	24	18	17	12
Annehmbar	23	19	13	12	5
Schlecht	9	11	6	6	2
Sehr schlecht	7	4	1	0	0

FRAUEN Vollständige Liegestütze		
Alter	20-29	30-39	40-49
Fabelhaft	42	39	20
Ausgezeichnet	28	23	15
Gut	21	15	13
Annehmbar	15	11	9
Schlecht	10	8	6
Sehr schlecht	3	1	0

Ich begann im »guten« Bereich, schaffte 20 Liegestütze in einer Minute. Nach ein paar Monaten Zirkeltraining hoher Intensität bin ich heute in der Lage, 40 Liegestütze in einer Minute zu bewältigen, womit ich, wie ich erfreut sagen darf, in den Bereich »Fabelhaft« vorgedrungen bin.

Peta ist als Läuferin nicht auf Kraft ausgerichtet und kein Freund von Liegestützen. Sie sagt, sie schaffe etwa 20 modifizierte Liegestütze in einer Minute, ist also im »guten« Bereich.

Ab auf die Waage

Eine naheliegende Sache, bevor Sie sich auf dieses Abenteuer einlassen, ist die Ermittlung Ihres Körpergewichts. Anfangs empfiehlt es sich, sich jeden Tag zur gleichen Zeit zu wiegen. Am leichtesten sind Sie, wie Sie sicher wissen, morgens nach dem Aufstehen.

Ideal wäre eine Waage, die Gewicht und Körperfettanteil misst, denn Sie möchten schließlich sehen, wie das Körperfett weniger und die Muskelmasse mehr wird. Die billigeren Geräte sind nicht sonderlich zuverlässig. Sie zeigen tendenziell zu wenig Gewicht an und wiegen Sie in falscher Sicherheit. Sie sind jedoch nützlich, um Veränderungen festzustellen. Mit anderen Worten, sie könnten den Körperfettanteil anfangs mit 30 Prozent angeben, wenn er in Wahrheit 33 Prozent beträgt. Aber sie sollten doch anzeigen, wenn dieser Anteil geringer wird.

Körperfett

Das Körperfett wird als Anteil am Gesamtgewicht angegeben. Die im Handel erhältlichen Geräte messen dies mittels Impedanz. Dazu schicken sie ein wenig elektrischen Strom durch den Körper und messen den Widerstand, auf den er trifft. Die Berechnung beruht darauf, dass Muskeln und anderes Gewebe Elektrizität besser leiten als Fett.

Die einzige Möglichkeit, eine wirklich präzise Zahl zu erhalten, ist ein sogenannter DXA-Scanner (früher DEXA-Scanner). Es steht für »Dual-Röntgen-Absorptiometrie«. Die Untersuchung ist teuer und bei den meisten Menschen unnötig. Ihr Body-Mass-Index (BMI) sagt Ihnen, ob Sie übergewichtig sind. Frauen besitzen tendenziell mehr Körperfett als Männer. Ein Mann mit einem Körperfettanteil über 25 Prozent gilt als übergewichtig. Bei einer Frau liegt die Grenze bei 30 Prozent.

Berechnen Sie Ihren BMI

Ihren BMI können Sie auf zahlreichen Websites berechnen, hier nur ein Beispiel: www.bmi-rechner.biz

Kritisch im Zusammenhang mit der Berechnung des BMI ist, dass ein Mensch, der viel Muskelmasse besitzt, einen überhöhten BMI-Wert erhält. Doch leider trifft dies auf die meisten von uns ohnehin nicht zu.

Bauchumfang messen

Der BMI ist nützlich, ist aber nicht unbedingt allein aussagekräftig, wenn es um Ihre zukünftige Gesundheit geht. In einer Studie mit mehr als 45 000 Frauen, die über 16 Jahre hinweg beobachtet wurden, war es das Verhältnis Taille zu Körpergröße, das sich im Hinblick auf zukünftige Herzerkrankungen als besonders aussagekräftig erwies.

Der Grund, weshalb der Taillenumfang solch eine wichtige Rolle spielt, liegt darin, dass viszerales Fett, das sich im Bauchraum ansammelt, das »schlimmste« Fett ist. Die meisten Menschen meinen, Fett wäre Fett. Seit einiger Zeit weiß man jedoch, dass dem keineswegs so ist. Subkutanes Fett, das wir an Armen, Beinen sowie am Gesäß mit uns herumtragen, ist nicht besonders attraktiv, hat aber relativ wenig Einfluss auf die Gesundheit. Das viszerale Fett umgibt Ihre inneren Organe und dringt in diese ein, beispielsweise in die Leber und Bauchspeicheldrüse. Es verursacht Entzündungen und erhöht das Risiko, an Diabetes zu erkranken, drastisch.

Man sollte meinen, wer viel viszerales Fett aufweist, sieht auch fett aus, aber dem ist nicht so. Ich entdeckte erst, dass ich ein TOFI war (»Thin Outside, Fat Inside«, außen schlank, innen fett), als ich mich für einen Dokumentarfilm einer MRT unterzog. Ich sah nicht übergewichtig aus, aber die Untersuchung zeigte, dass ich in meinem Inneren mehrere Liter Fett mit mir trug. Etwa 25 Prozent der Menschen mit einem normalen BMI weisen einen besorgniserregend hohen Anteil an viszeralem Fett auf, ohne es zu wissen. Es ist zwar nicht ideal, aber wenn Ihnen eine MRT oder ein DXA-Scan zu teuer ist, bleibt als einfachster und günstigster Test das Maßband.

Mann oder Frau, Ihr Taillenumfang sollte weniger als die Hälfte Ihrer Körpergröße betragen. Die meisten Menschen unterschätzen ihren Taillenumfang um etwa fünf Zentimeter, weil sie sich auf ihre Hosengröße verlassen. Messen Sie Ihre Taille, indem Sie das Maßband auf Bauchnabelhöhe anlegen. Seien Sie ehrlich. Ein Optimist ist jemand, der auf die Waage steigt und dabei den Bauch einzieht. Selbstbetrug bringt uns nicht weiter.

Kalorienverbrauch bei verschiedenen Aktivitäten

Wenn ich mich zu einer Kalorienbombe hingezogen fühle – und das passiert mir regelmäßig –, muss ich immer daran denken, wie viel Bewegung nötig ist, um diese Kalorien wieder zu verbrennen. Die folgenden Angaben sind Bruttowerte. Um die verbrannten Nettokalorien zu errechnen, müssen Sie Ihren Grundumsatz abziehen, die Kalorien, die Sie auch im Sitzen verbrennen, wenn Sie nicht körperlich aktiv sind. Ihr Grundumsatz hängt von Ihrem Alter, Gewicht, Geschlecht und Ihrer Körpergröße ab. Meiner beträgt etwa 67 Kalorien pro Stunde.

Aktivität, Bewegung oder Sport (1 Stunde)	59 kg	70 kg	82 kg	93 kg
Spaziergang mit dem Hund	177	211	245	279
Squash	708	844	981	1117
Gesellschaftstanz, langsam	177	211	245	279
Gesellschaftstanz, schnell	325	387	449	512
Treppensteigen	885	1056	1226	1396
Bogenschießen	207	246	286	326
Federball	266	317	368	419
Basketball	354	422	490	558
Billard	148	176	204	233
Bowling	177	211	245	279
Cricket (schlagen, werfen)	295	352	409	465
Croquet	148	176	204	233
Darts	148	176	204	233
Fechten	354	422	490	558
Frisbee spielen	177	211	245	279
Golf, allgemein	266	317	368	419
Reiten	236	281	327	372
Kampfsport, Judo, Karate, Kickboxen	590	704	817	931
Jonglieren	236	281	327	372
Klettern	649	774	899	1024
Seilspringen	590	704	817	931
Skateboardfahren	295	352	409	465

Aktivität, Bewegung oder Sport (1 Stunde)	59 kg	70 kg	82 kg	93 kg
Rollschuhfahren	413	493	572	651
Inlineskaten	708	844	981	1117
Fallschirmspringen	177	211	245	279
Fußball	413	493	572	651
Tischtennis, Pingpong	236	281	327	372
Tai-Chi	236	281	327	372
Tennis, Doppel	354	422	490	558
Tennis, Einzel	472	563	654	745
Trampolin	207	246	286	326
Beachvolleyball	472	563	654	745
Wandern	413	493	572	651
Kind tragen, in der Ebene	207	246	286	326
Kind tragen, die Treppe hoch	295	352	409	465
7 bis 11 kg die Treppe hochtragen	354	422	490	558
12 bis 22 kg die Treppe hochtragen	472	563	654	745
Stehen, plaudernd	165	197	229	261
Gehen/laufen, mit Kindern spielen, mäßig	236	281	327	372
Auto be- oder entladen	177	211	245	279
Bergsteigen, mit bis zu 4 kg Last	413	493	572	651
Bergsteigen, mit 4,5 bis 9 kg Last	443	528	613	698
Bergsteigen, mit 10 bis 19 kg Last	472	563	654	745
Bergsteigen, mit mehr als 19 kg Last	531	633	735	838

Aktivität, Bewegung oder Sport (1 Stunde)	59 kg	70 kg	82 kg	93 kg
Treppen abwärts gehen	177	211	245	279
Marschieren, rasch, militärisch	384	457	531	605
Kinderspiele wie Himmel-und-Hölle	295	352	409	465
Kinderwagen schieben oder mit Kindern spazieren gehen	148	176	204	233
Rollstuhl schieben	236	281	327	372
Mit Krücken gehen	295	352	409	465
Gehen, 3 km/h, langsam	148	176	204	233
Gehen, 5 km/h, mäßig schnell	195	232	270	307
Gehen, 6 km/h, bergauf	354	422	490	558
Gehen, 6 km/h, flott	295	352	409	465
Gehen, 8 km/h	472	563	654	745
Bootfahren, Motor-, Schnellboot	148	176	204	233
Rudern, Wettkampf	708	844	981	1117
Kajakfahren	295	352	409	465
Skifahren, Wasserski	354	422	490	558
Schnorcheln	295	352	409	465
Surfen	177	211	245	279
Wildwasser-Rafting, -Kajak, -Kanu	295	352	409	465
Wassertreten, kräftig	590	704	817	931
Wassertreten, mäßig	236	281	327	372
Wasser-Aerobics	236	281	327	372

Aktivität, Bewegung oder Sport (1 Stunde)	59 kg	70 kg	82 kg	93 kg
Wasserball	590	704	817	931
Wasservolleyball	177	211	245	279
Wasserspringen, Brett oder Turm	177	211	245	279
Eislaufen mit durchschnittlicher Geschwindigkeit	413	493	572	651
Rodeln	413	493	572	651
Motorschlitten fahren	207	246	286	326
Allgemeine Hausarbeit	207	246	286	326
Malerarbeiten	266	317	368	419
Sitzend mit Tieren spielen	148	176	204	233
Gehend oder laufend mit Tieren spielen	236	281	327	372
Rasenmähen, gehend, Motormäher	325	387	449	512
Rasenmähen, Rasentraktor	148	176	204	233
Schnee schaufeln	354	422	490	558
Gras rechen	254	303	351	400
Gartenarbeit, allgemein	236	281	327	372
Rasen oder Garten gießen	89	106	123	140
Tischlerarbeiten, allgemein	207	246	286	326
Schwere Lasten tragen	472	563	654	745
Gymnastik	384	457	531	605

Fast Fitness

Je nach dem Grad Ihrer Fitness stehen Ihnen mehrere Workouts zur Auswahl, die auf den Seiten 104 bis 119 beschrieben werden. Diese sollten zwei- bis dreimal pro Woche durchgeführt werden, Sie können unter den folgenden Übungen wählen:

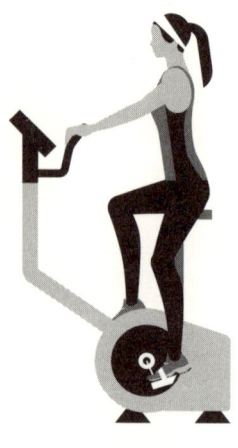

Radfahren: Fahren Sie 20 Sekunden bis vier Minuten lang Sprint, je nachdem, welche *Fast Fitness*-Einheit Sie wählen.

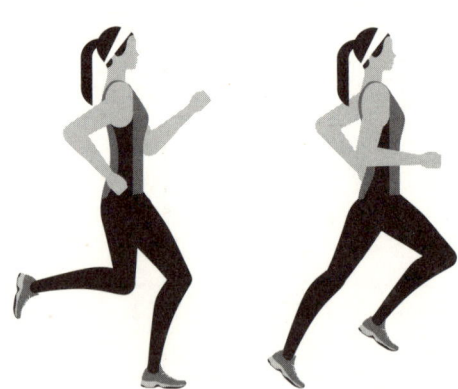

Laufen: Beginnen Sie, indem Sie zehn Sekunden mit Vollgas einen Hügel hinauflaufen. Steigern Sie mit zunehmender Fitness langsam auf bis zu 30 Sekunden.

Schwimmen: Beginnen Sie, indem Sie 25 Meter so schnell wie möglich schwimmen, in etwa 20 Sekunden, und allmählich Ihre Geschwindigkeit erhöhen, wenn Sie fitter werden.

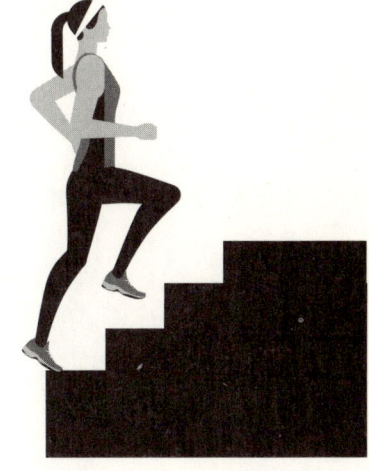

Treppensteigen: Sprinten Sie mit höchster Geschwindigkeit 20 Sekunden lang die Treppe hoch, fühlen Sie, wie Ihre Beine brennen, pausieren Sie ein bis zwei Sekunden, und sprinten Sie dann weitere 20 Sekunden.

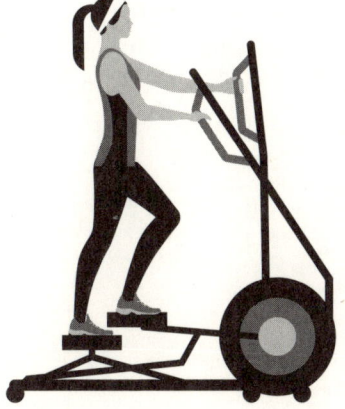

Crosstrainer: Strengen Sie sich auf höchster Stufe etwa 30 Sekunden maximal an, bevor Sie das Tempo verringern.

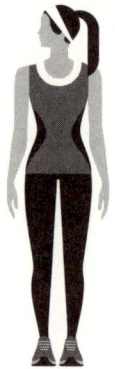 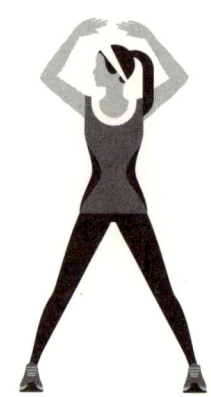

Hampelmannsprünge: Führen Sie diese schnell, aber kontrolliert 30 Sekunden lang aus.

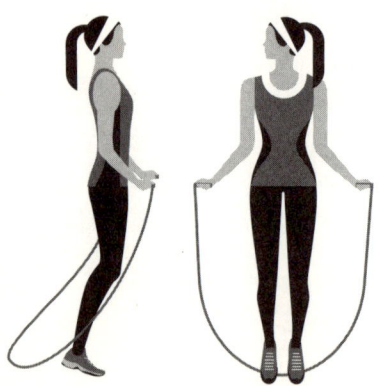

Seilspringen: Lassen Sie das Seil kreisen, so schnell Sie können – machen Sie innerhalb einer Minute so viele Sprünge wie möglich.

Rudern: Sprinten Sie 30 Sekunden lang, indem Sie die Anzahl der Ruderschläge pro Minute erhöhen, und erholen Sie sich bei einer Schlagzahl, die sich »erholsam« anfühlt.

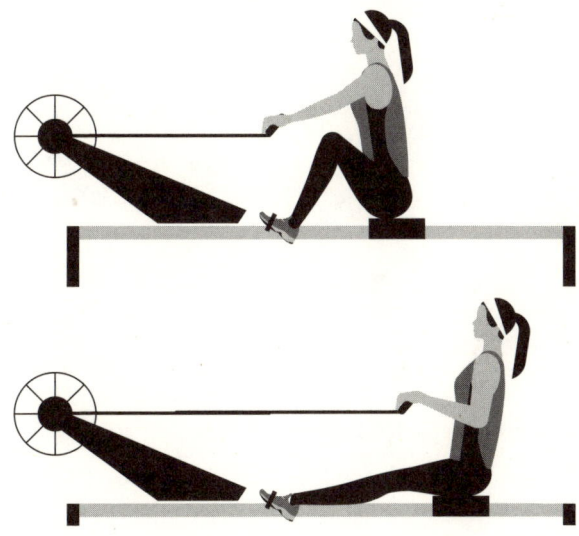

Fast Strength

Je nach dem Grad Ihrer Fitness stehen Ihnen auch hier mehrere Workouts zur Auswahl, die auf den Seiten 133 bis 143 beschrieben werden. Wie *Fast Fitness* sollten diese zwei- bis dreimal pro Woche durchgeführt werden, in Verbindung mit *Fast Fitness* oder alleine. Sie können unter den folgenden Übungen wählen:

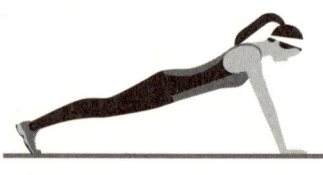 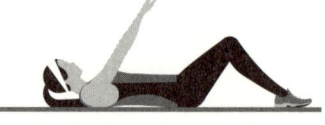

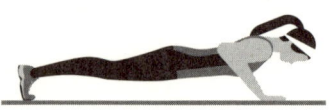 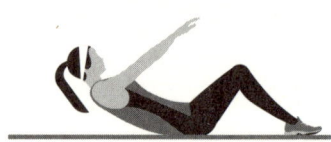

Liegestütze: Machen Sie in 30 Sekunden so viele Liegestütze wie möglich.

Sit-ups: Machen Sie in 30 Sekunden so viele Sit-ups wie möglich, aber in kontrollierter Weise.

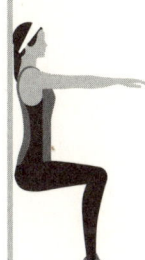

Wandsitzen: Halten Sie diese Position 30 Sekunden lang, pausieren Sie zwischen den Einheiten zehn Sekunden.

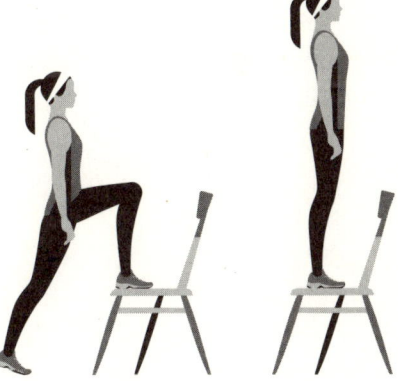

Step-ups auf einem Stuhl: Führen Sie diese vorsichtig, aber in flottem Tempo 30 Sekunden lang aus.

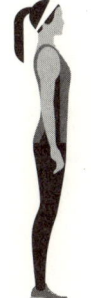
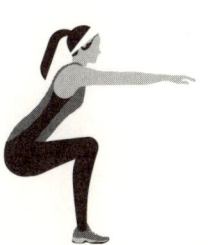

Kniebeugen: Machen Sie in stetigem Tempo, aber in kontrollierter Weise in 30 Sekunden so viele Kniebeugen wie möglich.

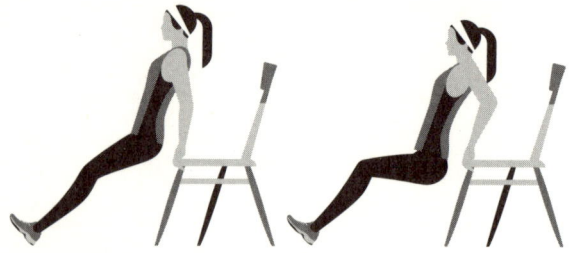

Trizeps-Dips: Machen Sie in 30 Sekunden so viele wie möglich, rasch, aber kontrolliert.

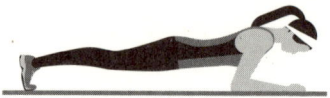

Unterarmstütz: Halten Sie die Position so lange wie möglich – wenn Sie keine 30 Sekunden schaffen, beginnen Sie mit zehn Sekunden, pausieren anschließend fünf und halten weitere zehn Sekunden, bis Sie insgesamt 30 Sekunden erreichen.

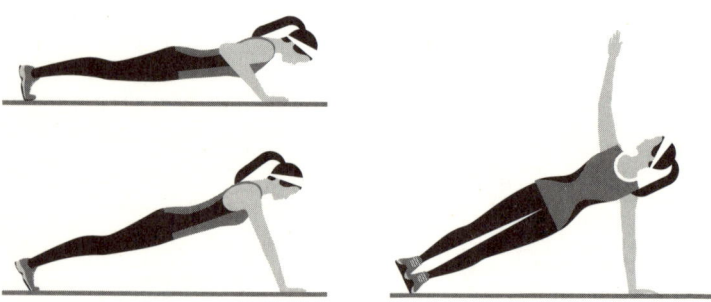

Gedrehte Liegestütze: Machen Sie in kontrollierter Weise in 30 Sekunden so viele Liegestütze wie möglich.

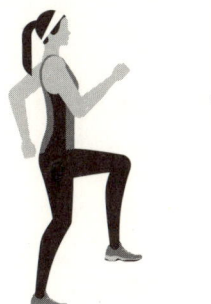 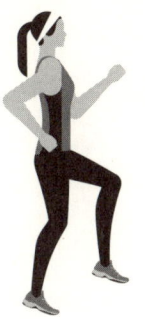 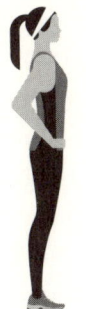 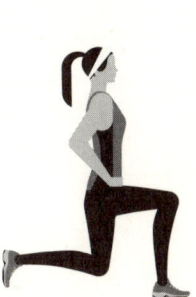

Knieheben: Machen Sie in 30 Sekunden so viele wie möglich. Sie können langsam beginnen, im Idealfall wird die Übung jedoch schnell und hoch ausgeführt.

Ausfallschritte: Machen Sie in stetigem Tempo, aber in kontrollierter Weise 30 Sekunden lang so viele Ausfallschritte wie möglich.

Halbe Kerze: Machen Sie in 30 Sekunden so viele wie möglich – langsam und kontrolliert.

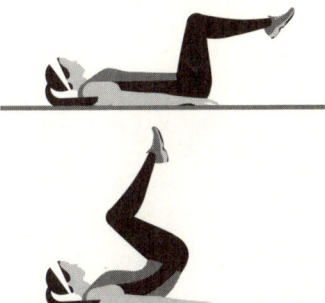

Unterarmstütz mit Beinheben:
Halten Sie die Position so lange wie möglich, idealerweise 30 Sekunden. Wer das noch nicht schafft, beginnt mit zehn Sekunden, pausiert anschließend fünf und hält weitere zehn Sekunden, bis Sie insgesamt 30 Sekunden erreichen.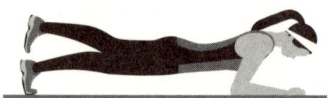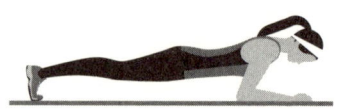

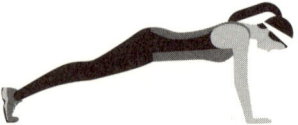 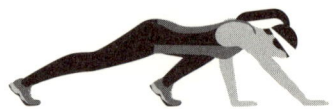

Bärengang: Machen Sie den Bärengang zehn Sekunden.

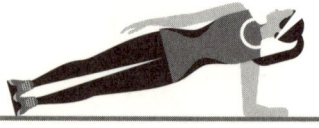

Seitstütz: Die Übung wird im Idealfall 30 Sekunden lang gehalten. Wer das noch nicht schafft, beginnt mit zehn Sekunden, pausiert anschließend fünf und hält die Position weitere zehn Sekunden lang, bis Sie insgesamt 30 Sekunden erreichen.

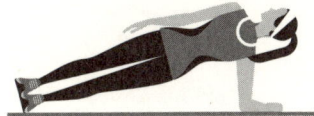

Seitstütz mit Umarmung: Machen Sie in stetigem Tempo, aber in kontrollierter Weise 30 Sekunden lang so viele Übungen wie möglich.

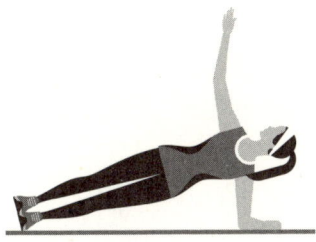

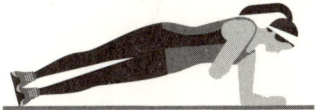

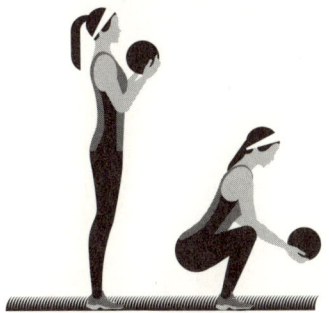

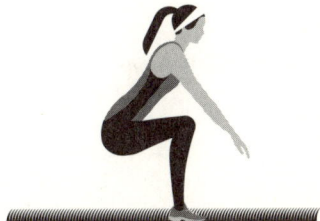

Baumstammtragen: Tragen Sie einen schweren Stein, einen Ball oder ein Holzstück etwa zehn Meter weit und bewegen Sie sich dabei so rasch wie möglich.

Tiefe Kniebeuge: Halten Sie diese Position 15 Sekunden lang.

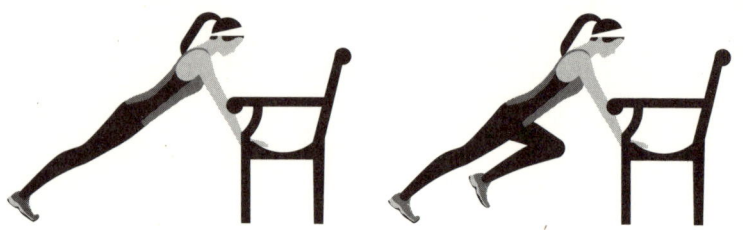

Bergsteiger: Machen Sie in kontrollierter Weise in 30 Sekunden so viele Übungen wie möglich.

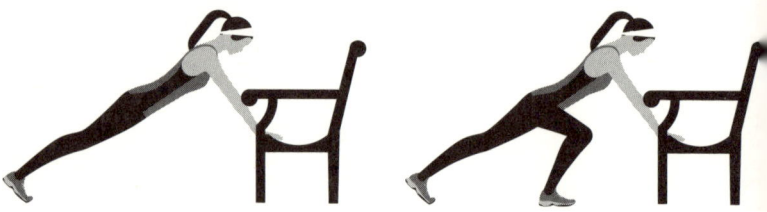

Stützstrecken-Liegestütze: Machen Sie in kontrollierter Weise in 30 Sekunden so viele Liegestütze wie möglich.

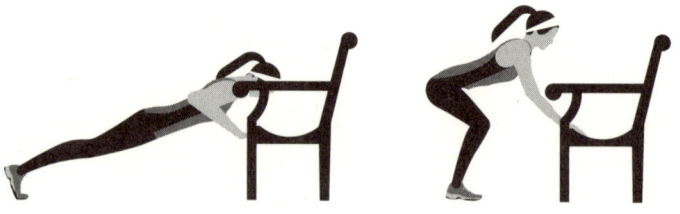

Bank-Getup: Machen Sie in kontrollierter Weise in 30 Sekunden so viele Übungen wie möglich.

Danksagung

Großer Dank an Toby MacDonald, Jenna Caldwell und Aidan Laverty für die Doku »The Truth about Exercise (Die Wahrheit über Bewegung)«, die mich zu HIT führte.

An Mimi, Aurea und Rebecca für ihre Freundschaft, redaktionelle Aufbereitung und unerschütterliche Unterstützung

An Natalie, Andrew, Dan und Sophie – die all dies ermöglicht haben.

Vielen Dank auch meiner Hausärztin Sally Jenkins, die auf meine ausgefallenen Wünsche stets mit einer großen Portion Humor reagierte. Es ist nicht leicht, jemanden zu betreuen, der an sich selbst herumexperimentiert.

Michael Mosley

Anmerkungen

Die Wahrheit über Bewegung

1. James Woodcock, et al., »Non-vigorous physical activity and all-cause mortality: systematic review and meta-analysis of cohort studies.« International Journal of Epidemiology 40, no. 1 (2011): 121–138.

2. David Spiegelhalter, »Using speed of ageing and ›microlives‹ to communicate the effects of lifetime habits and environment.« BMJ 345 (2012), doi: http://dx.doi.org/10.1136/ bmj.e8223.

3. Stanley J. Colcombe, et al., »Aerobic Exercise Training Increases Brain Volume in Aging Humans.« Journal of Gerontology: Medical Sciences 61A, no. 11 (2006): 1166–1170.

4. Laura DeFina et al., »The Association Between Midlife Cardiorespiratory Fitness Levels and Later-Life Dementia: A Cohort Study.« Annals of Internal Medicine 158, no. 3 (2013): 162–168. doi:10.7326/0003-4819-158-3-201302050-00005.

5. Hélène Sandmark, »Musculoskeletal dysfunction in physical education teachers.« Occupational and Environmental Medicine 57, no. 10 (2000): 673–677, doi: 10.1136/oem.57.10.673.

6. James H. O'Keefe and Carl J. Lavie, »Run for your life… at a comfortable speed and not too far.« Heart (2012), doi:10.1136/ heartjnl-2012-302886.

7. Peter Schnohr et al., »Longevity in Male and Female Joggers: the Copenhagen City Heart Study.« American Journal of Epidemiology 177:7 (2013): 683–689, doi:10.1093/aje/kws301.

8. Raymond Noordam, et al., »High serum glucose levels are associated

with a higher perceived age.« Age: Journal of the American Aging Association 35, no. 1 (2011): 189–195.

9. Mehrdad Heydari, Judith Freund, and Stephen H. Boutcher, »The Effect of High-Intensity Intermittent Exercise on Body Composition of Overweight Young Males.« Journal of Obesity 2012 (2012): doi:10.1155/2012/480467.

10. John M. Jakicic, et al., »Effect of exercise on 24-month weight loss maintenance in overweight women.« Archives of Internal Medicine 168, no. 14 (2008): 1550–1559.

11. Adapted from Cameron Hall et al., »Energy expenditure of walking and running: comparison with prediction equations.« Medicine & Science in Sports & Exercise 36, no. 12 (2004): 2128–2134.

12. E. G. Trapp et al., »The effects of high-intensity intermittent exercise training on fat loss and fasting insulin levels of young women.« International Journal of Obesity 32 no. 4 (2008): 684–691, doi:10.1038/sj.ijo.0803781.

13. D. M. Thomas et al., »Why do individuals not lose more weight from an exercise intervention at a defined dose? An energy balance analysis.« Obesity Reviews 13, no. 10 (2012): 835–847.

14. C. D. Lee et al., »US weight guidelines: is it also important to consider cardiorespiratory fitness?« International Journal of Obesity and Related Metabolic Disorders 22, sup. 2 (1998): S2-7.

15. Surabhi Bhutani et al., »Alternate day fasting and endurance exercise combine to reduce body weight and favorably alter plasma lipids in obese humans.« Obesity 21, no. 7 (2013): 1370–1379.

Was ist Fast Fitness?

1. Herman Pontzer et al., »Hunter-Gatherer Energetics and Human Obesity.« PLoS ONE 7, no. 7 (2012): doi:10.1371/journal.pone.0040503.

2. James H. O'Keefe et al., »Achieving Hunter-gatherer Fitness in the 21st Century: Back to the Future.« The American Journal of Medicine 123, no. 12 (2010): 1082–1086, doi:10.1016/j.amjmed.2010.04.026.

3. Burgomaster, Kirsten A., et al. »Six sessions of sprint interval training increases muscle oxidative potential and cycle endurance capacity in humans.« Journal of Applied Physiology 98, no. 6 (2005) 1985-1990, doi:10.1152/ japplphysiol.01095.2004.

4. Martin J. Gibala et al., »Short-term sprint interval versus traditional endurance training: similar initial adaptations in human skeletal muscle and exercise performance.« September 15, 2006 575, no. 3 (2006): 901–911, doi:10.1113/jphysiol.2006.112094.

5. Martin J. Gibala et al., »Physiological adaptations to low-volume, high-intensity interval training in health and disease.« The Journal of Physiology 590, no. 5 (2012): 1077–1084, doi:10.1113/jphysiol.2011.224725.

6. E. G. Trapp et al., »The effects of high-intensity intermittent exercise training on fat loss and fasting insulin levels of young women.« International Journal of Obesity 32 no. 4 (2008): 684–691, doi:10.1038/sj.ijo.0803781.

7. Mehrdad Heydari, Judith Freund, and Stephen H. Boutcher, »The Effect of High-Intensity Intermittent Exercise on Body Composition of Overweight Young Males«, Journal of Obesity 2012 (2012): doi:10.1155//480467.

8. Rebecca E. K. Macpherson et al., »Run Sprint Interval Training Improves Aerobic Performance but Not Maximal Cardiac Output.« Medicine & Science in Sports & Exercise 43, no. 1 (2011): 115–122, doi:10.1249/MSS.0b013e3181e5eacd.

9. David Thivel et al., »The 24-h Energy Intake of Obese Adolescents Is Spontaneously Reduced after Intensive Exercise: A Randomized Controlled Trial in Calorimetric Chambers.« PLoS ONE 7, no. 1 (2012), doi:10.1371/journal.pone.0029840.

10. Aaron Y. Sim et al., »High-intensity intermittent exercise attenuates ad-libitum energy intake.« International Journal of Obesity (2013): doi:10.1038/ijo.2013.102.

11. Laura Karavita et al., »Individual responses to combined endurance and

strength training in older adults.« Medicine & Science in Sports & Exercise 43, no. 3 (2011): 484–490, doi:10.1249/MSS.0b013e3181f1bf0d.

12. Christian M. O'Connor et al., »Efficacy and Safety of Exercise Training in Patients With Chronic Heart Failure: HF-ACTION Randomized Controlled Trial.« JAMA 301, no. 14 (2009): 1439–1450, doi:10.1001/jama.2009.454.

13. Øivind Rognmo et al., »Cardiovascular Risk of High- Versus Moderate-Intensity Aerobic Exercise in Coronary Heart Disease Patients.« Circulation 126, no. 12 (2012): 1436–1440, doi:10.1161/CIRCULATIONAHA.112.123117.

14. Philippe Meyer et al., »High-Intensity Aerobic Interval Exercise in Chronic Heart Failure.« Current Heart Failure Reports 10, no. 2 (2013): 130–138, doi:10.1007/s11897-013-0130-3.

Fast Fitness: Die Workouts

1. Shrier, Ian. »When and Whom to Stretch? Gauging the Benefits and Drawbacks for Individual Patients.« The Physician and Sportsmedicine 33, no. 3 (2005): 22–26, doi:10.3810/psm.2005.03.61.

2. Erik Witvrouw et al., »Stretching and injury prevention: an obscure relationship.« Sports Medicine 34, no. 7 (2004): 443–449, doi:10.2165/00007256-200434070-00003.

3. Roberta Y. W. Law and Robert D. Herbert, »Warm-up reduces delayed-onset muscle soreness but cooldown does not: a randomized controled trial.« Australian Journal of Physiotherapy, 53, no. 2 (2007): 91–95, doi: http://dx.doi.org/ 10.1016/ S0004-9514(07)70041-7.

4. Richard S. Metcalfe, et al., »Towards the minimal amount of exercise for improving metabolic health: beneficial effects of reduced-exertion high-intensity interval training.« European Journal of Applied Physiology 112, no. 7 (2012): 2767–2775, doi:10.1007/s00421-011-2254-z.

5. Kristen A. Burgomaster et al., »Similar metabolic adaptations during exercise after low volume sprint interval and traditional endurance training in humans.« Journal of Physiology 586, no. 1 (2008): 151–160.

6. E.G. Trapp et al., »The effects of high-intensity intermittent exercise training on fat loss and fasting insulin levels of young women.« International Journal of Obesity 32 no. 4 (2008):684–691, doi:10.1038/sj.ijo.0803781.

7. Arnt Erik Tjønna et al., »Low- and high-volume of intensive endurance training significantly improves maximal oxygen uptake after 10-weeks of training in healthy men.« PLoS ONE 8, no. 5 (2013), doi:10.1371/journal.pone.0065382.

8. Brett Klika and Chris Jordan, »High-intensity circuit training using body weight: maximum results with minimal investment.« ACSM's Health & Fitness Journal 17, no. 3 (2013): 8–13, doi:10.1249/FIT.0b013e31828cb1e8.

Fast Fitness in der Praxis

1. Maria Maraki et al., »Acute effects of a single exercise class on appetite, energy intake and mood. Is there a time of day effect?« Appetite 45 (2005): 272–278, doi:10.1016/j.appet.2005.07.005.

2. Sedliak, Milan, et al. »Effect of Time-of-Day-Specific Strength Training on Serum Hormone Concentrations and Isometric Strength in Men.« Chronobiology International 24, no. 6 (2007): 1159–1177, doi:10.1080/07420520701800686.

3. Christopher D. Black et al., »Ginger (Zingiber officinale) Reduces Muscle Pain Caused by Eccentric Exercise.« The Journal of Pain 11, no. 9 (2010): 894–903, doi: http://dx.doi.org/10.1016/j.jpain. 2009.12.013.

Aktiv bleiben unter Michaels Anleitung

1. David W. Dunstan et al., »Breaking up prolonged sitting reduces postprandial glucose and insulin responses.« Diabetes Care 35, no. 5 (2012): 976–983, doi: 10.2337/dc11-1931.

2. James O. Hill et al., The Step Diet: Count Steps, Not Calories to Lose Weight and Keep It Off Forever. Workman Publishing (New York: Workman Publishing Company, 2004).

3. Kristian Karstoft et al., »The Effects of Free-Living Interval-Walking Training on Glycemic Control, Body Composition, and Physical Fitness in Type 2 Diabetic Patients: A randomized, controlled trial.« Diabetes Care 36 (2013): 228–236, doi:10.2337/dc12-0658.

4. Ken-Ichi Nemoto et al., »Effects of High-Intensity Interval Walking Training on Physical Fitness and Blood Pressure in Middle-Aged and Older People«, Mayo Clinic Proceedings 82, no. 7 (2007): 803–811, doi: http://dx.doi.org/10.4065/82.7.803.

Sachregister

Unsere Leseempfehlung

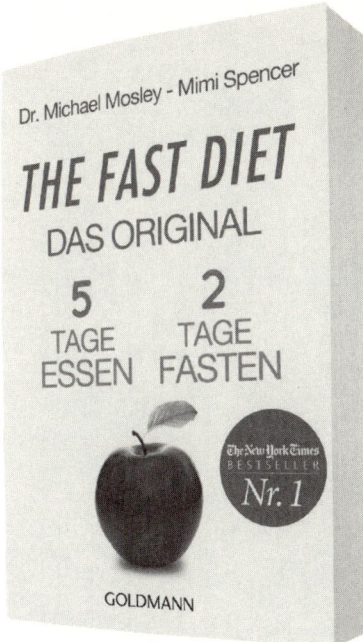

224 Seiten
Auch als E-Book
erhältlich

Der Megatrend der 5:2–Diäten sorgt in England bereits ordentlich für Wirbel. „The Fast Diet" ist das Buch, das den Hype auslöste - das Original. Das Konzept ist bestechend einfach: Man legt zwei Fastentage in der Woche ein, an denen die Kalorienzufuhr heruntergefahren wird. An den restlichen fünf Tagen isst man ganz normal. Die Ergebnisse sind erstaunlich: Die Kilos purzeln, durch die gesunde Lebensweise wird das Risiko von Diabetes, Herzerkrankungen und Krebs verringert.

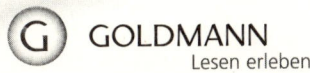

Unsere Leseempfehlung

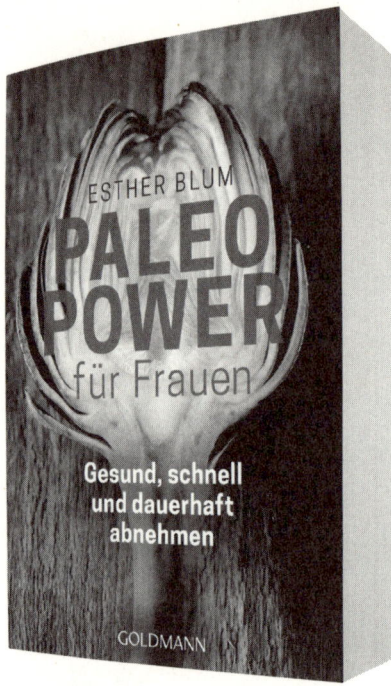

352 Seiten
Auch als E-Book
erhältlich

Paleo tut Frauen gut – denn sie haben einen anspruchsvollen Stoffwechsel und Hormonhaushalt, der sich im Laufe ihres Lebens vielen Anforderungen stellen muss. Besonders wichtig ist daher eine natürliche und hochwertige Ernährung, die genau auf weibliche Bedürfnisse zugeschnitten sein sollte. Dieser Paleo-Ratgeber mit seinem köstlichen gluten- und laktosefreien Ernährungsplan ermöglicht es jetzt jeder Frau, überflüssige Pfunde loszuwerden und sich rundum fit und wohl zu fühlen.

Unsere Leseempfehlung

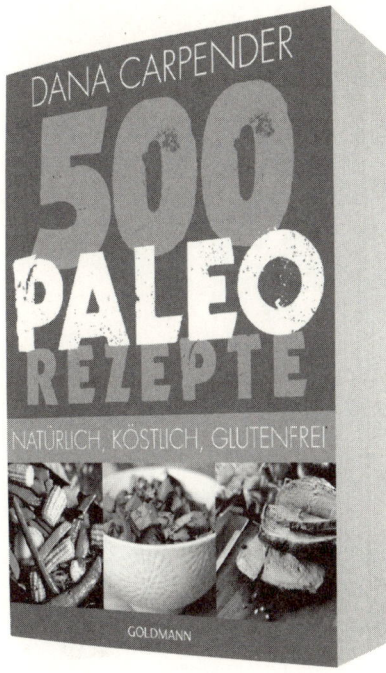

336 Seiten
Auch als E-Book
erhältlich

Endlich – die erste große Paleo-Rezeptsammlung ist da! 500 geniale und trendige Gerichte, bei denen sich alles um gesunde Ernährung und die Verarbeitung von naturbelassenen Produkten dreht. Bei der vielfältigen Auswahl an Vorspeisen, Snacks, Fisch- und Fleischrezepten und Desserts findet jeder, was er braucht – im Alltag oder für besondere Anlässe.

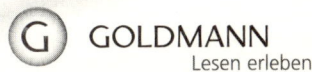

Unsere Leseempfehlung

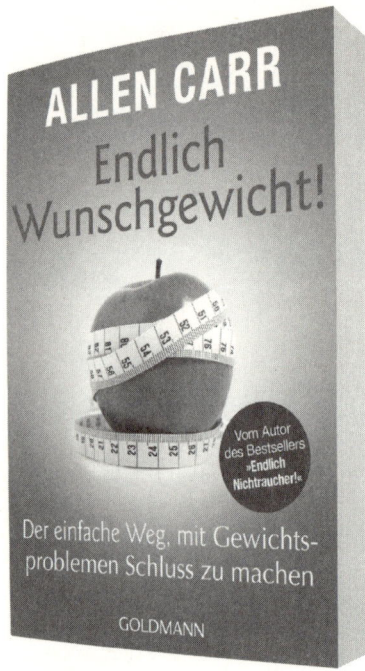

224 Seiten
Auch als E-Book
erhältlich

Haben sie den berüchtigten Jojo-Effekt satt? Bestsellerautor Allen Carr hat mit seiner Methode bereits Millionen von Menschen geholfen. Nun zeigt er, dass sein leichter und effektiver Weg auch Gewichtsprobleme löst – und das ohne Diät, ohne Schuldgefühle, ohne Medikamente. Mit seinen einfachen Anleitungen erreicht man mühelos eine gesündere Ernährung und dauerhaften Gewichtsverlust.

www.goldmann-verlag.de
www.facebook.com/goldmannverlag

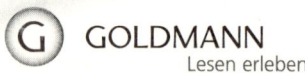

Unsere Leseempfehlung

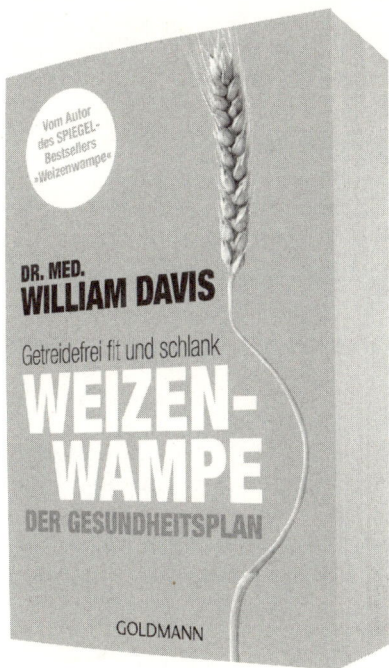

Vom Autor
des SPIEGEL-
Bestsellers
»Weizenwampe«

DR. MED.
WILLIAM DAVIS

Getreidefrei fit und schlank

WEIZEN-
WAMPE

DER GESUNDHEITSPLAN

GOLDMANN

576 Seiten
Auch als E-Book
erhältlich

Das neue Praxisbuch von Dr. med. William Davis! In seinem
Weltbestseller „Weizenwampe" klärte er uns über die gesundheitlichen Schäden von Getreidekonsum auf und lieferte mit
seinen Kochbüchern viele kreative Ideen, sich glutenfrei zu er-
nähren. Der Gesundheitsplan geht nun einen Schritt weiter –
mit vielen Tipps und Strategien gespickt, ist es Ihr Begleiter in
ein gesundes und schlankes Leben ohne Weizen.

www.goldmann-verlag.de
www.facebook.com/goldmannverlag

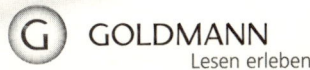

GOLDMANN
Lesen erleben

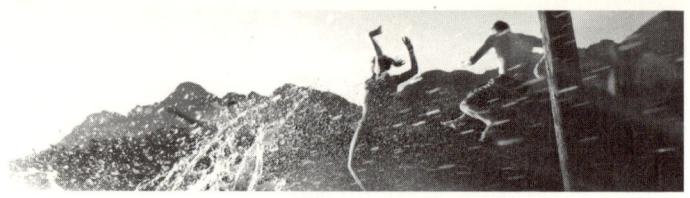

Um die ganze Welt des
GOLDMANN Verlages
kennenzulernen, besuchen Sie uns doch
im Internet unter:

www.goldmann-verlag.de

Dort können Sie
nach weiteren interessanten Büchern *stöbern*,
Näheres über unsere *Autoren* erfahren,
in *Leseproben* blättern, alle *Termine* zu Lesungen und
Events finden und den *Newsletter* mit interessanten
Neuigkeiten, Gewinnspielen etc. abonnieren.

Ein *Gesamtverzeichnis* aller Goldmann Bücher finden
Sie dort ebenfalls.

Sehen Sie sich auch unsere *Videos* auf YouTube an und
werden Sie ein *Facebook*-Fan des Goldmann Verlags!

www.goldmann-verlag.de
www.facebook.com/goldmannverlag

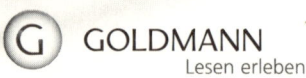